陈同强　主编

医学
细胞生物学
实验教程

化学工业出版社

·北京·

内容简介

本书分成显微镜技术、细胞的基本形态结构观察与显微测量、细胞器的标本制备与形态结构观察、细胞化学、细胞生理、细胞分裂、细胞凋亡的测定、亚细胞结构及成分的显示和细胞培养九个章节,共计25个实验的内容。每个实验包括实验目的、实验原理、实验用品、操作步骤、结果观察、注意事项、思考题等几个模块,部分章还设有案例讨论,以使医学生能在有限时间内掌握学科精髓,培养其理论联系实际的能力。

本书具有科学性、先进性、启发性和适用性,适合临床、口腔、麻醉、预防、影像、法医学、精神医学、儿科、全科医学等专业的教师和学生使用。

图书在版编目(CIP)数据

医学细胞生物学实验教程/陈同强主编. —北京:

化学工业出版社,2022.3 (2024.9重印)

ISBN 978-7-122-40642-2

Ⅰ.①医… Ⅱ.①陈… Ⅲ.①医学-细胞生物

学-实验-教材 Ⅳ.①R329.2-33

中国版本图书馆 CIP 数据核字(2022)第 021692 号

责任编辑:邱飞婵 　　　　　　　　　文字编辑:李　平
责任校对:宋　夏 　　　　　　　　　装帧设计:关　飞

出版发行:化学工业出版社(北京市东城区青年湖南街 13 号　邮政编码 100011)
印　　装:三河市双峰印刷装订有限公司
787mm×1092mm　1/16　印张 9¾　字数 216 千字　2024 年 9 月北京第 1 版第 4 次印刷

购书咨询:010-64518888 　　　　　　　售后服务:010-64518899
网　　　址:http://www.cip.com.cn
凡购买本书,如有缺损质量问题,本社销售中心负责调换。

定　　价:35.00 元

编写人员名单

主　编　陈同强

副主编　郭　丹　刘波兰　况花荣

编　者（以姓氏笔画为序）

邓　婷（赣南医学院　组织学与胚胎学教研室）

刘波兰（赣南医学院　组织学与胚胎学教研室）

李　丰（赣南医学院　组织学与胚胎学教研室）

况花荣（赣南医学院　组织学与胚胎学教研室）

陈同强（赣南医学院　组织学与胚胎学教研室）

屈小虎（赣南医学院　组织学与胚胎学教研室）

郭　丹（赣南医学院　组织学与胚胎学教研室）

前言

医学细胞生物学是从细胞的显微、亚显微和分子三个水平对细胞的各种生命活动开展研究的学科，它不仅是一门理论课，而且具有很强的实践性，在我校原来归属于组织学与胚胎学中讲解的内容，由于课程体系的改革，医学细胞生物学进行了单独的课程设置而独立开来。 为适合医学院校应用型人才的培养，我们根据五年制临床、口腔、麻醉、预防、影像、法医学、精神医学、儿科、全科医学等专业的医学细胞生物学教学大纲编写了《医学细胞生物学实验教程》。

为帮助医学生理解、掌握医学细胞生物学的基本理论、基本知识和基本技能，编者严格把握教材内容的深度和广度，突出思想性、科学性、先进性、启发性和适用性。 在每一章的前面加入了思政内容，于润物细无声中感化学生，让学生明白使用实验动物过程中的医学伦理问题，养成科学的实验习惯，培养社会主义核心价值观和爱国主义情操。 同时在每个章节后插入了相关案例，以使医学生能在有限时间内掌握学科精髓，培养其理论联系实际的能力。 本书可与人民卫生出版社的《医学细胞生物学》教材配套使用。

全书分成显微镜技术、细胞的基本形态结构观察与显微测量、细胞器的标本制备与形态结构观察、细胞化学、细胞生理、细胞分裂、细胞凋亡的测定、亚细胞结构及成分的显示和细胞培养九个章节，共计 25 个实验的内容。

本实验教材在编写过程中参考了全国高等医学院校教材及一些相关著作，特此向编者致以诚挚的谢意。 另外，本实验教材的编写与出版得到学校领导大力支持，在此一并表示衷心感谢。

本教材是在教学实践基础上进行的初次编写，难免会有不妥之处，希望广大师生提出意见，以便再版时修正。

编者
2021 年 12 月

目 录

第一章 >>>
显微镜技术

📖 课程思政

列文虎克制造出高质量的凸透镜镜头，他观察到了单细胞有机体的轮虫以及在井水、池水、河水、污水及腐烂物中的各种微生物，最后被英国皇家学会吸收为会员，被法国科学院选为院士。据《世界发明之谜》记述：这位揭开微观世界神秘面纱的科学家，"一生共研磨镜片419枚；向英国皇家学会寄送研究论文375篇，寄送法国科学院27篇，著有《显微镜下发现的自然界秘密》一书"。1723年，列文虎克在故乡德夫特病逝，终年91岁。借列文虎克对显微镜的发明创造过程培养学生善于思考、勤勉努力和敢于创新的精神。

显微镜作为生物科学和医学研究领域常用的实验仪器，它在细胞生物学、组织学、病理学、微生物学及其他有关学科的教学科研工作中有着极为广泛的应用，是研究人体及其他生物机体组织和细胞结构的强有力的工具。显微镜物像是否清楚不仅决定于放大倍数，还与显微镜的分辨力（resolution）有关。分辨力是指显微镜（或人的眼睛距目标 250mm 处）能分辨物体最小间隔的能力，分辨力的大小决定于光的波长和镜口率以及介质的折射率，用公式表示为：

$$R = 0.61\lambda / NA$$

$$NA = n \cdot \sin\alpha / 2$$

式中，R 为分辨力；n 为介质的折射率（表 1-1）；α 为镜口角（标本对物镜镜口的张角），NA 为镜口率（numerial aperture）。镜口角总是要小于 180°，所以 $\sin\alpha/2$ 的最大值必然小于 1。

表 1-1　介质的折射率

介质	空气	水	香柏油	α-溴萘
折射率	1	1.33	1.515	1.66

制作光学镜头所用的玻璃折射率为 1.65～1.78，所用介质的折射率越接近玻璃的越好。对于干燥物镜来说，介质为空气，镜口率一般为 0.05～0.95；油镜头用香柏油为介质，镜口率可接近 1.5。普通光线的波长为 400～700nm，因此光学显微镜分辨力数值不会小于 0.2μm，人眼的分辨力是 0.2mm，所以一般光学显微镜设计的最大放大倍数通常为 1000×。

从英国物理学家罗伯特·胡克（Robert Hooke）创制了第一台具有科学研究价值的显微镜到现在光、机、电一体化的各种高档显微镜已有 400 多年的历史，经过不断改进，显微镜的结构和性能逐步完善，形成了品种繁多、型号各异的光学显微镜系列。如可直接进行解剖及观察并具有立体感的体视显微镜；能观察活细胞的相差显微镜、微分干涉显微镜；对于双折射物质进行结构研究的偏光显微镜；既能作形态观察，又能作定位、定性分析的荧光显微镜；组织培养不可缺少的长工作距离的倒置显微镜；具高分辨率、可进行显微断层扫描的激光共聚焦显微镜等。

本章主要学习实验室中使用最广泛的普通光学显微镜、相差显微镜、荧光显微镜，简单介绍了电子显微镜及其技术。

实验一　普通光学显微镜的构造原理与使用方法

【实验目的】

1. 熟悉普通光学显微镜的主要构造及其性能。
2. 掌握低倍镜、高倍镜和油镜的使用方法。
3. 了解光学显微镜的维护方法。

【实验原理】

普通光学显微镜主要部件是目镜和物镜，光学显微镜上的目镜和物镜的结构虽然比较复杂，但它们的作用都是相当于一个凸透镜，由于被检标本是放在物镜下方的 1～2 倍焦距之间的，物镜的上方就形成一个倒立的放大实像，该实像正好位于目镜的下焦点（焦平面）之内，目镜进一步将它放大成一个虚像，通过调焦可使虚像落在眼睛的明视距离处，在视网膜上形成一个直立的实像。显微镜中被放大的倒立的虚像与视网膜上直立的实像是相吻合的，该虚像看起来好像在离眼睛 250mm 处（图 1-1）。

显微镜的结构分机械部分和光学部分（图 1-2）。

1. 机械部分　有支持和调节光学部分的作用。

（1）镜座：位于显微镜最下面，起固定和支持显微镜整体的作用。

（2）镜筒：安装在光学显微镜的最上方的圆筒状结构，上端装载接目镜，下端与物镜转换器相连。根据镜筒的数目，光镜可分为单筒式和双筒式。根据镜筒的分布方式，可分为镜筒直立式光镜和镜筒倾斜式光镜。

（3）镜臂：供握持显微镜的部位。

（4）调焦器（调焦螺旋）：为调节焦距的装置，位于镜臂的下方，包括粗调螺旋（大螺旋）和细调螺旋（小螺旋）两种。粗调螺旋可使载物台大幅度升降，能迅速调节好焦距使物像显现在视野中，适于低倍镜观察时的调焦；细调螺旋能使载物台较小幅度地升降（升降距离不易被肉眼观察），适用于高倍镜和油镜的聚焦，也常用于观察标本的不同层次，一般在粗调螺旋基础上使用。

（5）粗调限位环柄：预先设置好后，可在使用粗调螺旋时防止因载物台上升过快或过头而造成的载玻片与接物镜相撞。

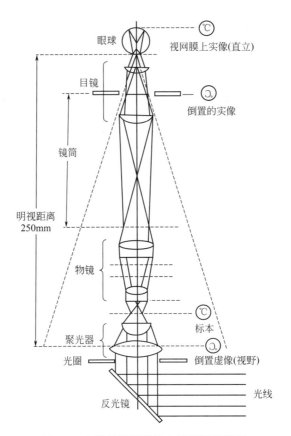

眼球

视网膜上实像(直立)

目镜

倒置的实像

镜筒

明视距离
250mm

物镜

标本

聚光器

光圈

倒置虚像(视野)

反光镜

光线

图 1-1　光学显微镜的放大原理及光路图

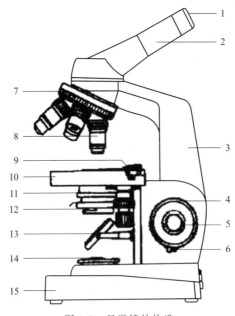

图 1-2　显微镜的构造

1—目镜；2—镜筒；3—镜臂；4—粗调螺旋；5—细调螺旋；6—粗调限位环柄；

7—物镜转换器；8—物镜；9—标本推进器；10—载物台；11—聚光器；

12—滤光片框；13—反光镜；14—照明装置；15—镜座

（6）物镜转换器（旋转盘）：安装在镜筒下方的圆盘状构造，可按顺时针或逆时针方向旋转。其上均匀分布3～4个圆孔，可安装不同放大倍数的物镜。旋转转换器可转换不同的物镜。

（7）载物台：位于物镜转换器下方的方形平台，是放置被观察标本的地方，镜台中央有一通光孔，来自下方的光线经此孔照射到标本上。

（8）标本推进器：可固定并移动标本，在移动器上一般还附有纵横游标尺，可计算标本移动距离和确定标本位置。转动载物台下方的标本推进器调节螺旋，可使标本前后左右移动。

2. 光学部分

（1）目镜（接目镜）：安装在镜筒上端，起到将物镜放大的物像进一步放大的作用。每台显微镜通常配置有2～3个不同放大倍率的目镜，常见的有5×、10×、15×（×表示放大倍数）的目镜，可根据不同需要选择使用，最常见的是10×的目镜。有的目镜有一指针，以指示视野中的某一部分，供他人观察。

（2）物镜（接物镜）：安装在镜筒下面的转换器上。每台显微镜一般有3～4个不同放大倍率的物镜，是显微镜最主要的光学部分，决定光镜分辨力的高低。常用的物镜放大倍数有4×、10×、40×、100×等几种（表1-2），将10×以下的物镜称为低倍镜；将40×或45×的称高倍镜；将90×或者100×的称为油镜（使用时其顶端需浸在香柏油中）。

表 1-2　放大倍数、物镜数值孔径和工作距离三者之间的关系

放大倍数	物镜数值孔径/mm	工作距离/mm
10×	0.20	7.63
40×	0.65	0.53
100×	1.25	0.2

（3）聚光器：位于载物台通光孔的下方，由聚光镜和光圈构成，其主要功能是将光线集射到所要观察的标本上。聚光器的一侧有一螺旋，可升降以调节光线的强弱。

（4）光圈（或称孔径光阑）：位于聚光器下方，是一种能控制进入聚光器的光束大小的可变光阑。其外侧有一手柄，可调节光线的强弱。在光圈下方常装有滤光片框，可放置不同颜色的滤光片。

（5）反光镜：位于聚光镜的下方，能将来自不同方向的光线反射到聚光器中。反光镜有两个面，一面为平面镜，一面为凹面镜，凹面镜有聚光作用，适于较弱光或散射光下使用，光线较强时选用平面镜。

（6）照明装置：可使用交流电的显微镜有此装置。插上电源后，可通过镜座两侧的开关和小滑轮调节光线的强弱。

【实验用品】

1. 器材　普通光学显微镜（双目镜筒或单目镜筒类型）。

2．**材料**　擦镜纸、纱布、阿拉伯数字装片、动物组织细胞装片等。

3．**试剂**　香柏油、拭镜液等。

【操作步骤】

1．**取镜**　将显微镜从镜箱取出（要长距离移动显微镜时，应以右手握住镜臂，左手托住镜座）放置在实验台的偏左侧，以镜座后缘离实验台边缘约 5～10cm 为宜。要求双眼同睁，双手同用，逐步养成左眼观察，右眼看图，左手调焦，右手移片或记录的习惯。用左眼观察，以便右眼注视绘图。

2．**对光**　旋转粗调螺旋，使载物台下降，再旋转物镜转换器，使低倍镜转到工作状态（即对准载物台中央的通光孔），当镜头完全到位时，可听到轻微的扣碰声。打开光圈使聚光器上升到适当的位置（以聚光器稍低于载物台平面的高度为宜），用左眼向目镜观察，同时调节反光器的方向，使视野内的光线均匀，亮度适中。

3．**置片**　取一张玻片标本，先对着光线用肉眼观察标本的全貌和位置，再将玻片放置到载物台的标本推进器上，注意有盖玻片或标签的一面朝上，然后转动推进器上的螺旋，使需要观察的标本部位对准物镜。

4．**观察**　低倍镜用来观察标本组织或器官的基本结构概况；高倍镜用来观察某部组织的微细结构；油镜主要用来观察细胞的微细结构。

（1）低倍镜观察：用眼睛从侧面注视低倍镜，同时用粗调螺旋使载物台上升，直至低倍镜头距玻片距离约 5mm（注意操作时必须从侧面注视镜头与玻片距离，以避免镜头碰破玻片）。然后用左眼在目镜上观察，同时左手慢慢转动粗调螺旋，使载物台下降，直到视野中出现物像为止，再转动细调螺旋，使视野中物像最清晰。

如果需观察的物像不在视野中央，或不在视野内，可使用推进器前后左右移动标本位置，使物像进入视野并移到中央。在调焦时，如果镜头与玻片位置距离已超过 1cm，还未见到物像，应严格按上述步骤重新操作。

（2）高倍镜观察：在使用高倍镜前，应先在低倍镜下找到需观察的物像，并移至视野中央，同时调准焦距，使被观察的物像最清晰。转动物镜转换器，使高倍镜转到工作状态（对准通光孔），若视野物像不太清晰，只需调节细调螺旋，便可使物像清晰。

有些显微镜在低倍镜准焦的状态下直接转换高倍镜时会碰擦玻片，不能转换到位，此时不能硬转，应检查玻片是否放反，玻片是否过厚，或物镜是否松动等情况后，再重新操作。若调整后仍不能转换，则属高倍镜过长，则应将载物台下降，在眼睛注视下使高倍镜贴近玻片，再边观察物镜视野，用粗调螺旋极缓慢使载物台下降，看到物像后用细调螺旋调焦。

若需要观察其他视野，则重新切换到低倍镜，找到新的视野，再转换高倍镜观察。

（3）油镜观察：油镜的使用必须在调好高倍镜的基础上进行。将拟用油镜观察的部分，在高倍镜下移到视野的中央。转开高倍镜，往玻片上加少许香柏油（作为介质），然后在眼睛的注视下，把油镜转至工作状态，此时油镜下端镜面正好浸入油介质中。左眼注视目镜，小心来回转动细调螺旋，至视野中出现清晰的物像。

油镜使用完后，必须及时把油镜头上的香柏油用拭镜液擦拭干净。操作时先将载物台下降，并将油镜转开，先用干擦镜纸揩擦一遍，再用擦镜纸蘸少许拭镜液，将镜头和有盖玻片标本的油轻轻擦净，再用干净的擦镜纸擦干。无盖玻片的标本，不能擦拭，只能用擦镜纸平铺在玻片上，加少许拭镜液，轻轻拖几次，如此反复几次，即可。

若是临时制作的玻片，因有水分，不能使用油镜。

【结果观察】

1. **观察阿拉伯数字装片** 在观察阿拉伯数字标本时，严格按照上述操作程序反复练习低倍镜、高倍镜的使用方法。取阿拉伯数字装片时，先用眼睛直接观察一下数字的方位和大小，然后放在低倍镜下观察，注意视野中数字的方位发生的变化（图 1-3）。移动标本，观察视野中物像移动的方向与玻片移动有何不同（表 1-3）。

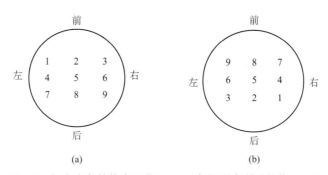

图 1-3　标本中各结构实际位置（a）与视野中所见的位置（b）

表 1-3　标本移动方向和视野中物像移动方向两者之间的关系

标本移动方向	视野中物像移动方向
→	←
←	→
↑	↓
↓	↑

2. **观察动物组织细胞装片** 在熟练使用低倍镜、高倍镜的基础上，练习使用油镜观察细胞。

【注意事项】

显微镜是精密贵重仪器，每个人都应注意爱护，严格遵守操作规程并应注意下列事项：

（1）用显微镜时，应轻拿轻放，较长距离移动显微镜时，必须一手握镜臂，一手托镜座，切勿单手提取，以免目镜和其他零部件滑落。

（2）不可随意拆卸显微镜上的零部件，以免丢失或损坏。目镜不要随意取出，以免灰尘落入镜内。

（3）显微镜的光学部分如有不洁，可用擦镜纸擦拭，切不可用纱布、手帕、手指或其他纸张擦拭，以免磨损镜面；机械部分可用纱布等擦拭。

（4）在任何时候，特别是使用高倍镜或油镜时，不能一边在目镜观察，一边上升载物台，以避免镜头与玻片相撞，损坏镜头和玻片标本。

（5）显微镜使用完后应及时复原。先下降载物台，取出玻片标本，放回原处。将镜头移向两侧，转成"八"字，然后上升载物台，将物镜与载物台接近。垂直反光镜，下降聚光器，关闭光圈，最后放回镜箱中。

【思考题】

1. 使用显微镜观察标本时，为什么必须按低倍镜到高倍镜再到油镜的顺序进行？
2. 在调焦时为什么要先将低倍镜与标本表面的距离调节到 5mm 之内？
3. 如果标本片放反了，可用高倍镜或油镜找到标本吗？为什么？
4. 使用油镜观察标本应该注意哪些事项？

（陈同强）

医学细胞生物学实验教程

实验二 相差显微镜的构造原理及使用方法

【实验目的】

1. 熟悉相差显微镜的正确使用方法。
2. 了解相差显微镜的构造原理。

【实验原理】

光波有振幅（亮度）、波长/频率（颜色）和相位（即某一时间内光波所能到达的位置）几种属性，当光线通过物体时，如果波长和振幅发生改变，人眼是可以观察到的，这是普通光学显微镜能看清染色标本的原因。活细胞和未经染色的生物标本，因细胞各部微细结构的折射率和厚度略有不同，光波通过时，波长和振幅并不发生变化，而仅仅出现相位的变化，这种光波相位的变化人眼是无法感知的。相差显微镜（contrast phase microscope）就是利用光波的相位变化来观察标本的显微镜，相差显微镜能够改变直射光或衍射光的相位，利用光的衍射和干涉特性，把相位差变成振幅差（明暗差），以此来观察无色透明活细胞或未经染色标本的细节。

如图1-4所示，相差显微镜是在普通光学显微镜的聚光镜上加了一个环状光阑，在物镜后焦面加了一个相板，光源只能通过环状光阑的透明环，经聚光器后聚成光束，这束光线通过被检物体时，因各部分的光程不同，光线发生不同程度的偏斜（衍射），使通过环状光阑经标本后产生的衍射光（散射光）的相位推迟1/4波长。如果位于物镜后焦平面的相板使直射光比衍射光超前1/4波长，合起来有1/2波长的正相差，干涉的结果使物体暗而背景亮；而如果相板使直射光线滞后1/4波长，则直射光与衍射光没有相位差，干涉的结果是合成波的振幅变增大，产生明反差，物体亮背景暗。其结果，未经染色的活细胞内各种结构在相差显微镜下显示出不同的明暗度。

相差显微镜的构造如下：

1. **环状光阑与转盘聚光器** 环状光阑安装在聚光器的下面，与聚光器一起构成转盘聚光器。环状光阑是由大小不同的环状孔形成的光阑，它们的直径和孔宽是与不同倍数的相差物镜相匹配的，光线只能通过环状光阑的透明部分进入，作用是将直射光所形成的像从一些衍射旁像中分出来。转盘前端朝向使用者的一面有标示窗（孔），转盘上的不同部位有0、

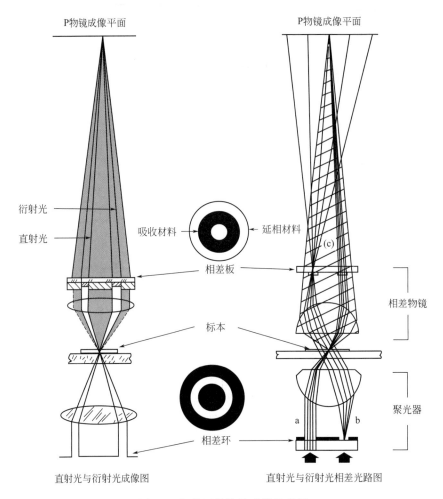

图 1-4 相差显微镜及成像示意图

1、2、3 和 4 或者 0、10、20、40 和 100 字样，0 标示非相差明视场的普通光阑，1 或 10、2 或 20、3 或 30、4 或 40、100 分别标示与相应放大率的相差物镜相匹配的不同规格的环状光阑。

2．相板与相差物镜　相板又称相差板，安装在相差物镜后焦面位置，是一个在中央位置上具有与其他部分厚度不同（或凸或凹）圆环的玻璃圆盘，中央呈或凸或凹的圆环为共轭面，是直射光通过的部分，位于共轭面的内外两侧是补偿面，是衍射光通过的部分。在相板的共轭面和补偿面上涂有改变光波相位或吸收光线的物质，因此相板除推迟直射光和衍射光的相位外，还有吸收光使亮度发生变化的作用，从而达到不同的观察效果。相差物镜在明暗反差上可区分为两大类，即明反差（B）或负反差（N）物镜和暗反差（D）或正反差（P）物镜，标志在物镜外壳上，并兼有高（H）、中（M）、低（L）等不同显示，有的相差物镜使用"PH"字样表示。相差物镜多为消色差物镜或平场消色差物镜。

3．绿色滤色镜　消色差物镜的最佳清晰范围的光谱区为 510～630nm。欲提高相差显微镜性能最好以波长范围小的单色照明，故在光路上加用透射光线波长为 500～600nm 的绿色滤色镜，使照明光线中的红蓝光被吸收，只透过绿光，以提高物镜的分辨能力。

4. **合轴调中望远镜** 又称合轴调中目镜，作为环状光阑的环孔（亮环）与相差物镜相板的共轭面环孔（暗环）的调中合轴与调焦之用，只有当聚光镜下面的环状光环与相差物镜中的相位环完全准确重合时，相差显微镜才算是完全处于相差状态。

【实验用品】

1. **器材** 相差光学显微镜。
2. **材料** 培养细胞、载玻片、擦镜纸。
3. **试剂** 细胞培养液。

【操作步骤】

1. **相差装置的调节**

（1）将视场光阑完全打开。

（2）将标本像调到聚焦点的位置。

（3）将显微镜合轴：从低倍镜开始，先用 10×物镜，同时转动聚光器转盘，使环状光阑处于 10×位置，拔出目镜，插入合轴调中望远镜。一边观察，一边旋转望远镜头上的调节螺旋，直至相板相环的图像清晰（它们分别是明暗两个圆环图像）为止。此时不要动显微镜的调焦部位，如果两环的中心不合轴，轻轻转动在聚光镜下两侧的调中旋钮，使两环达到同心（图 1-5）。

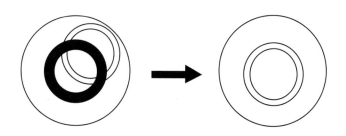

图 1-5　相差光环中心调节示意图

（4）合轴调整从低倍到高倍依次进行，最后取下合轴调中望远镜，换上观察目镜，按普通显微镜的方法进行观察即可。

注意：当换不同倍数的物镜时，都要选用相差一致的相板和相环，并重新调中。否则相差显微镜成像效果不佳。

2. **相差图像的观察**

（1）标本制作：取一张洁净的载玻片，滴 1 滴细胞培养液，临时封片。

（2）观察活细胞在相差显微镜下的形态特征。

【结果观察】

（1）在相差显微镜下观察活细胞，可清楚地分辨细胞的形态，细胞核、核仁以及胞质中存在的颗粒状结构。

（2）观察培养细胞的生活特性，如细胞的生长运动、发育、分裂、分化、衰老、死亡过程中细胞形态及其内部结构的连续变化，可以结合连续摄影，记录下这些渐变过程。

【注意事项】

（1）视场光阑与聚光器的孔径光阑必须全部开大，而且光源要强。不同型号的光学部件不能互换使用。

（2）载玻片或培养瓶必须平整、均匀；标本不能太厚，一般以 $5\sim10\mu m$ 为宜，否则会引起其他光学现象，影响成像质量。

（3）载玻片须均匀一致，厚度在 1mm 左右；盖玻片也以 $0.17\sim0.18mm$ 的厚度为宜。

【思考题】

1. 试述相差显微镜的与普通光学显微镜的主要不同点。
2. 为什么相差显微镜要用绿色滤色镜？
3. 概述相差显微镜的调焦方法。

（陈同强）

实验三 荧光显微镜的构造原理及使用方法

【实验目的】

1. 掌握荧光显微镜的原理和用途。
2. 掌握荧光显微镜的调校和使用方法。

【实验原理】

荧光显微镜（fluorescence microscope）是免疫荧光组织化学的基本工具，是细胞生物学实验和研究中的重要仪器之一，是利用一定波长的光激发标本产生不同颜色的荧光，再通过物镜和目镜的放大作用来显示标本中的某些化学成分和细胞组分的显微装置。

某些物质受到紫外线照射时可以发出荧光，这种物质称为荧光物质。细胞内含有少量的荧光物质，如维生素、脂褐素、核黄素等，经紫外线照射后可自发荧光。还有些细胞成分如核酸、某些特殊的蛋白质或其他分子，虽然受照射后不发出荧光，但可与某些荧光物质，如吖啶橙、溴化乙锭、酸性品红、甲基绿等结合，经紫外线照射后可诱发出荧光。

吖啶橙（acridine orange，AO）是最经典的极灵敏的荧光染料，它可对细胞中的 DNA和 RNA 同时染色而显示不同颜色的荧光，激发峰为 492nm，荧光发射峰为 530nm（DNA）、640nm（RNA），它与双链 DNA 的结合方式是嵌入双链之间，与单链 DNA 和 RNA 则由静电吸引堆积在其磷酸根上。在蓝光（520nm）激发下，细胞核发出亮绿色荧光（530nm），而核仁和细胞质 RNA 发出橘红色荧光（>580nm）。吖啶橙的阳离子也可以结合在蛋白质、多糖和膜上而发荧光，但细胞固定抑制了这种结合，从而主要显示 DNA、RNA两种核酸。

荧光显微镜是利用一个高发光效率的点光源，经过滤色系统发出一定波长的光（如紫外光 365nm 或紫蓝光 420nm）作为激发光，激发标本内的荧光物质产生人眼可见的各种不同颜色的荧光后，通过物镜和目镜系统的放大来进行观察。在具有强大反差的背景下，即使荧光很微弱也容易辨认，灵敏度高。荧光显微镜可以观察到荧光物质在细胞内的分布位置，并可根据荧光强度的大小测定某些物质的含量。荧光显微镜不仅可以观察固定的切片标本，而且还可以进行活体染色观察。免疫荧光显微镜技术，就是将荧光素标记抗体，利用抗体与细胞表面或内部大分子（抗原）的特异性结合，在荧光显微镜下对细胞内的特异成分进行精确定位的研究。而与分光光度计结合构成的显微分光光度计，具有可对细胞内物质进行定量分析，精确度高的特点，可测得 10^{-15} 的 DNA 含量。

荧光显微镜所看到的荧光图像，一是具有形态学特征，二是具有荧光的颜色和亮度，在判断结果时，必须将二者结合起来综合判断。结果记录根据主观指标，即凭工作者视力观察。作为一般定性观察，基本上可靠。随着技术科学的发展，在不同程度上采用客观指标记录判断结果，如用细胞分光光度计、图像分析仪等仪器，使得结果判断更加准确。

荧光显微镜摄影技术对于记录荧光图像十分必要，由于荧光很易褪色减弱，要即时摄影记录结果。方法与普通显微摄影技术基本相同。因紫外光对荧光淬灭作用大，如异硫氰酸荧光素的标记物，在紫外光下照射 30s，荧光亮度降低 50%，所以，拍摄速度过慢，就不能将荧光图像记录下来。一般研究型荧光显微镜都有半自动或全自动显微摄影系统装置。

荧光显微镜的构造：荧光显微镜与普通光学显微镜结构基本相同，主要区别是光源和滤光片不同。光源：通常用高压汞灯作为光源，可发出紫外线和短波长的可见光。滤光片：有两组，第一组称为激发滤片，位于光源和标本之间，仅允许能激发标本产生荧光的光线通过（如紫外线）；第二组是阻断滤片，位于标本与目镜之间，可把剩余的紫外线吸收掉，只让激发出的荧光通过，这样既有利于增强反差，又可保护眼睛免受紫外线的损伤（图 1-6）。

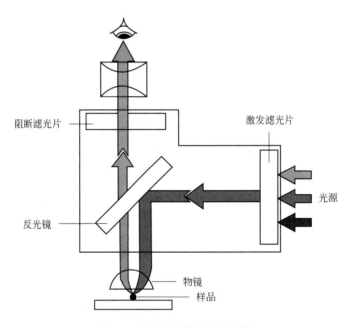

图 1-6　荧光显微镜的光学系统

1. 荧光光源　多采用 200W 的超高压汞灯作为荧光光源，它是用石英玻璃制作而成，中间呈球形，内充一定数量的汞，工作时由两个电极间放电，引起水银蒸发，球内气压迅速升高，当水银完全蒸发时，可达 50～70 个标准大气压力，这一过程一般约需 5～15min。超高压汞灯的发光是电极间放电使水银分子不断解离和还原过程中发射光量子的结果，它发射很强的紫外光和蓝紫光，足以激发各类荧光物质。

2. 滤色系统　是荧光显微镜的重要部位，主要由激发滤光片和阻断滤光片组成。激发滤光片位于光源和标本之间，仅允许能激发标本产生荧光的光线通过，激发滤光片有四组：紫外光（U）、紫光（V）、蓝光（B）、绿光（G）；阻断滤光片，位于标本与目镜之间，可吸收和阻挡激发光进入目镜并把剩余的紫外线吸收掉，以免干扰荧光和损伤眼睛，还可选择并让特异的荧光透过，只让激发出的荧光通过，这样有利于增强反差，表现出专一性的荧光色彩。

【实验用品】

1. **器材**　荧光显微镜。
2. **材料**　载玻片、盖玻片、染色缸、牙签、吸水纸。
3. **试剂**　0.01％吖啶橙染液、0.1mol/L 磷酸盐缓冲液（pH 7.0）、95％乙醇。

【操作步骤】

1. 荧光装置的调节

（1）开启电源：打开电源开关，电压表指针稳定在 220V 后再启动高压汞灯，按启动键，汞灯燃亮，等待 10min 左右汞灯达稳定状态后，再进行操作。

（2）将所需观察的荧光染色标本放到载物台上，将 10× 或 25× 平场物镜转入光路，调节载物台十字移动器，将所需观察部位移入光路。

（3）转动滤色镜，换手轮，选择所需的激发滤光片和阻挡滤光片，并将其转入光路。

（4）调节光源中心，使其位于整个照相光斑的中央。

（5）调节粗调螺旋和细调螺旋，使要观察的荧光图像清晰。进行镜检观察，镜检操作与普通光学显微镜方法相同。

2. 人口腔黏膜上皮细胞吖啶橙染色

（1）用牙签刮取口腔黏膜上皮细胞，涂在洁净的载玻片上。

（2）95％乙醇固定 5min。

（3）滴加 0.01％吖啶橙染液染 5min。

（4）用 0.1mol/L 磷酸盐缓冲液临时封片。

（5）选择蓝色激发滤片，荧光显微镜观察。

【结果观察】

荧光显微镜下（选用蓝色激发滤片），可见含 DNA 的细胞核显示出黄绿色荧光，含 RNA 的细胞质及核仁显示橘红色荧光。

【注意事项】

（1）使用荧光显微镜必须在暗室中进行。

（2）观察的对象必须是可自发荧光或已被荧光染料染色的标本。

（3）载玻片、盖玻片、镜油应不含自发荧光杂质。

（4）选用效果最好的滤片。

（5）荧光标本一般不能长期保存，尽量观察新鲜处理的标本，并立即拍照存档，再仔细观察标本。

（6）启动高压汞灯后，不得在 15min 内将其关闭，一经关闭，必须待汞灯完全冷却后方可再次开启。严禁频繁开闭，否则会大大降低汞灯的寿命。

（7）较长时间观察荧光标本时，最好戴能阻挡紫外光的护目镜，加强对眼睛的保护。

【思考题】

1. 荧光显微镜的两种滤光片各起什么作用？

2. 荧光显微镜的光源有什么特点？

3. 使用荧光显微镜时如何注意对眼睛的保护？

（陈同强）

1. 透射电子显微镜 在光学显微镜下无法看清小于 $0.2\mu m$ 的细微结构，这些结构称为亚显微结构（submicroscopic structures）或超微结构（ultramicroscopic structures；ultrastructures）。要想看清这些结构，就必须选择波长更短的光源，以提高显微镜的分辨率。1932 年 Ruska 发明了以电子束为光源的透射电子显微镜（transmission electron microscope，TEM），电子束的波长要比可见光和紫外光短得多，并且电子束的波长与发射电子束的电压平方根成反比，也就是说电压越高波长越短（表1-4）。目前 TEM 的分辨力可达 0.2nm。

表 1-4　不同光源的波长

光波名称	可见光	紫外光	X射线	α射线	电子束	
					0.1kV	10kV
波长/nm	390～760	13～390	0.05～13	0.005～1	0.123	0.0122

电子显微镜与光学显微镜的成像原理基本一样，所不同的是前者用电子束作光源，用电磁场作透镜。另外，电子束的穿透力很弱，因此用于电镜的标本须制成厚度约50nm的超薄切片。这种切片需要用超薄切片机（ultramicrotome）制作。电子显微镜的放大倍数最高可达近百万倍，由电子照明系统、电磁透镜成像系统、真空系统、记录系统、电源系统5部分构成。

电子显微镜的制样技术包括：

（1）超薄切片：通常以锇酸和戊二醛固定样品，以环氧树脂包埋，以热膨胀或螺旋推进的方式推进样品切片，切片厚度20～50nm，切片采用重金属盐染色，以增大反差。

（2）负染技术：负染就是用重金属盐（如磷钨酸、醋酸双氧铀）对铺展在载网上的样品进行染色；吸去染料，样品干燥后，样品凹陷处铺了一薄层重金属盐，而凸出的地方则没有染料沉积，从而出现负染效果，分辨力可达1.5nm左右。

（3）冰冻蚀刻：冰冻蚀刻（freeze-etching）亦称冰冻断裂（freeze-fracture）。标本置于－100℃的干冰或－196℃的液氮中，进行冰冻。然后用冷刀骤然将标本断开，升温后，冰在真空条件下迅即升华，暴露出断面结构，称为蚀刻（etching）。蚀刻后，向断面以45°角喷涂一层蒸汽铂，再以90°角喷涂一层碳，加强反差和强度。然后用次氯酸钠溶液消化样品，把碳和铂的膜剥下来，此膜即为复膜（replica）。复膜显示出了标本蚀刻面的形态，在电镜下得到的影像即代表标本中细胞断裂面处的结构。

2. 扫描电子显微镜 扫描电子显微镜（scanning electron microscope，SEM）于20世纪60年代问世，用来观察标本的表面结构。其工作原理是用一束极细的电子束扫描样品，在样品表面激发出次级电子。次级电子的多少与电子束入射角有关，也就是说与样品的表面结构有关。次级电子由探测体收集，并在那里被闪烁器转变为光信号，再经光电倍增管和放大器转变为电信号来控制荧光屏上电子束的强度，显示出与电子束同步的扫描图像。图像为立体形象，反映了标本的表面结构。为了使标本表面发射出次级电子，标本在固定、脱水后，要喷涂上一层重金属微粒，重金属在电子束的轰击下发出次级电子信号。

目前扫描电镜的分辨力为 6～10nm，人眼能够区别荧光屏上两个相距 0.2mm 的光点，则扫描电镜的最大有效放大倍率为 0.2mm/10nm＝20000×。

3. 扫描隧道显微镜 扫描隧道显微镜（scanning tunneling microscope，STM）由 Binnig 等 1981 年发明，根据量子力学原理中的隧道效应而设计。当原子尺度的针尖在不到 1nm 的高度上扫描样品时，此处电子云重叠，外加一电压（2mV～2V），针尖与样品之间产生隧道效应而有电子逸出，形成隧道电流。电流强度和针尖与样品间的距离有函数关系，当探针沿物质表面按给定高度扫描时，因样品表面原子凹凸不平，使探针与物质表面间的距离不断发生改变，从而引起电流不断发生改变。将电流的这种改变图像化即可显示出原子水平的凹凸形态。扫描隧道显微镜的分辨率很高，横向为 0.1～0.2nm，纵向可达 0.001nm。它的优点是三态（固态、液态和气态）物质均可进行观察，而普通电镜只能观察制作好的固体标本。

利用扫描隧道显微镜直接观察生物大分子（如 DNA、RNA 和蛋白质等分子）的原子布阵和某些生物结构（如生物膜、细胞壁等）的原子排列。

第二章 >>
细胞的基本形态结构观察与显微测量

课程思政

蟾蜍的细胞较哺乳类动物的细胞大得多,常用于观察细胞形态的实验,也用来做脊髓休克、脊髓反射和反射弧的分析实验,以及肠系膜上的血管现象和渗出现象实验等。蟾蜍对生物医学的发展起到重要作用,它也是医学教育临床训练中不可缺少的重要组成部分,是锻炼医学生动手能力的必要支撑。我们每个人都是这些实验动物的受益者,如果能意识到这一点,在别无选择地必须进行这些动物实验时,至少应该心存感激,在实验过程中不要大声喧哗。在动物实验设计和实施过程中,关注动物实验的伦理要求、体现善的原则成为现代动物实验研究的新要求,秉持科学与伦理并重的态度是我们使用蟾蜍等动物进行医学教育和科学研究的基本准则。

真核细胞的形态是多种多样的，常与细胞所处的部位及功能相关，如游离于液体的细胞多近于球形，像红细胞和卵细胞；组织中的细胞一般呈椭圆形、立方形、扁平形、梭形和多角形，如上皮细胞多为扁平形或立方形，具有收缩功能的肌细胞多为梭形，具有接受和传导各种刺激的神经细胞常呈多角形，并出现多个树枝状突起，反映出细胞的结构与其功能状态密切相关。不同类型细胞的大小差异很大，一般用微米（μm）作为描述细胞大小的单位。大多数细胞的直径在 $10 \sim 20 \mu m$ 之间，但有些细胞较大，如卵细胞，在人约为 $100 \mu m$，在一些鸟类动物甚至可达几厘米。细胞结构的大小反映了不同的结构特点，为了便于研究，目前比较常用的细胞显微测量方法是使用测微尺进行测量，随着科学技术的发展，一些结合显微成像和图像分析等技术来进行细胞测量的方式也越来越应用到生命科学研究中。这些技术具有检测适用范围广、非侵入性测量、灵敏度高和抗干扰能力强等优点，可在生命科学研究中从多方面有效地监测单个细胞结构、功能和状态的生命过程变化，从而把单个细胞的多方面、多层次综合分析带入新的研究领域。

本章介绍常见动物细胞的标本制备、形态学观察以及测量方法。

实验一 动物细胞的临时制片和观察

【实验目的】

1. 掌握不同细胞临时制片的方法。
2. 观察不同细胞的基本形态。
3. 进一步掌握显微镜的基本使用方法。
4. 熟悉用捣髓法处死蟾蜍。
5. 熟悉各种常用解剖器材的使用及细胞生物学实验绘图方法。

【实验原理】

细胞的形态结构与功能密切相关，在分化程度较高的细胞中更为明显。例如，具有收缩功能的肌细胞伸展为细长形；具有感受和传导冲动功能的神经细胞有长短不一的树枝状突起；游离的血细胞为圆形、椭圆形或圆饼形。

不论细胞的形状如何，细胞的结构一般分为三大部分：细胞膜、细胞质和细胞核。但也有例外，例如，哺乳类动物红细胞成熟时细胞核消失。

【实验用品】

1. **材料** 蟾蜍一只，人血涂片（无需染色）。
2. **器材** 光学显微镜一台、载玻片若干、盖玻片若干、吸水纸、手术器材一套、解剖盘一个、解剖针一枚、小平皿一个、镊子、消毒牙签等。
3. **试剂** 1%甲苯胺蓝、1%甲基蓝、Ringer 溶液（两栖类用）。

【操作步骤】

1. 蟾蜍脊髓压片的制备和脊髓前角运动神经细胞的观察

（1）取蟾蜍一只，破坏脑和脊髓，在口裂处剪去头部，除去延脑，剪开椎管，可见乳白色脊髓。

（2）取下脊髓放在平皿内，用 Ringer 溶液洗去血液后放在载玻片上，剪碎。

（3）将另一载玻片压在脊髓碎块上，用力挤压。

（4）将上面的载玻片取下即可得到压片。在压片上滴一滴甲苯胺蓝染液，染色 10min。

（5）盖上盖玻片，吸去多余染液，在显微镜下观察。

2. 蟾蜍骨骼肌细胞的剥离与观察

（1）剪开蟾蜍腿部皮肤，剪下一小块肌肉，放在载玻片上。

（2）用镊子和解剖针剥离肌肉块成为肌束，继续剥离，可得到很细的肌纤维（肌细胞）。

（3）尽可能拉直肌纤维，在显微镜下观察。

3. 蟾蜍肝脏压片的制备与观察

（1）剪开蟾蜍腹腔，取一小块（约 2～3mm）肝放在平皿内，用 Ringer 溶液洗净，用镊子轻压将肝中的血挤出。

（2）将肝组织放在载玻片上，制片方法同脊髓压片。

（3）用甲基蓝染液染色 5min，显微镜观察。

4. 蟾蜍血涂片的制备与观察

（1）剪开蟾蜍胸腔。

（2）取一张载玻片，用左手拇指和食指夹持载玻片的两端，右手取一张推片，用其一角蘸取一滴蟾蜍心脏血液，滴放于载玻片的一侧。

（3）然后，用推片的一端紧贴在血滴的前缘，载玻片与推片之间的角度以 30°～45° 为宜（角度越大血膜越薄，角度越小血膜越厚），用力均匀向前推，使血液在载玻片上形成均匀的薄层（如图 2-1 所示），室温中晾干，显微镜观察。

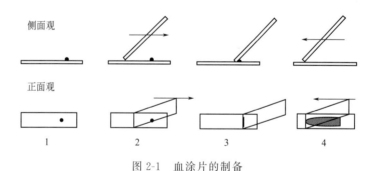

图 2-1　血涂片的制备

5. 人血涂片观察（无需染色）　取人血涂片一张，显微镜观察。

【结果观察】

1. 脊髓前角运动神经细胞的实验结果　染色较深的小细胞是神经胶质细胞。染成蓝紫色的、大的、有多个突起的细胞是脊髓前角运动神经细胞，胞体呈三角形或星形，中央有一个圆形细胞核，内有一个核仁（图 2-2）。

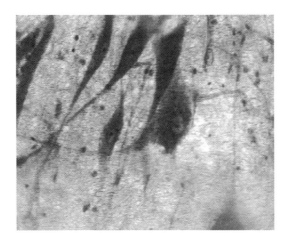

图 2-2　脊髓压片（高倍镜观）

2. 蟾蜍骨骼肌细胞的实验结果　肌细胞为细长形，可见折光不同的横纹（前后稍微转动微调螺旋可以看到），每个肌细胞有多个核，分布于细胞的周边（图 2-3）。

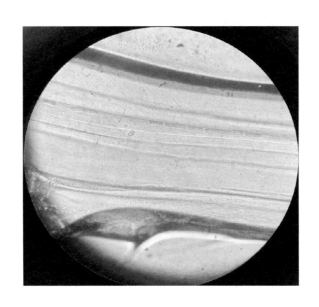

图 2-3　剥离的肌纤维（高倍镜观）

3. 蟾蜍肝脏压片的观察结果　可见肝细胞核染成蓝色，肝细胞紧密排列，挤成多角形。

4. 蟾蜍血涂片的观察结果　可见蟾蜍红细胞为椭球形，有核。白细胞数目少，为圆形（图 2-4）。

5. 人血涂片的观察结果　可见人红细胞为凹圆盘形，无核。白细胞数目少，为圆形（图 2-5）。

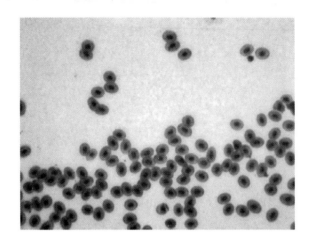

图 2-4　蟾蜍血涂片（高倍镜观）

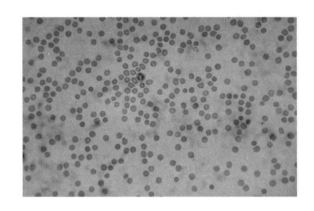

图 2-5　人血涂片（Wright 染色，高倍镜观）

【思考题】

为什么不同组织的细胞具有不同的形态结构？

（刘波兰）

实验二　细胞的显微测量

【实验目的】

1. 进一步学习细胞临时制片方法。
2. 学习和使用测微尺，通过测量对细胞大小进行分析。

【实验原理】

显微测微尺由目镜测微尺和镜台测微尺组成，两尺配合使用。

目镜测微尺，简称目微尺，是一块圆形的玻璃片，直径 20～21mm。它的上面刻有直线或网格式的标尺。其中网格式的目微尺可用来测量物体的体积。使用目微尺时，先将目镜从镜筒中抽出，旋去接目透镜，然后将目微尺放在目镜的光阑上。注意让有刻度的一面朝下，再将接目透镜旋上，把目镜插入镜筒，即可进行测量。

镜台测微尺，简称台微尺，是一块特制的载玻片。它的中央封着一把刻度标尺，全长 1mm，共划分成 10 个大格，每一个大格又分成 10 个小格，共 100 个小格，每一小格长 0.01mm，即 $10\mu m$。在标尺的外围有一小黑环，利于找到标尺的位置。

要测量标本的长度，首先必须对目微尺在不同放大倍数的物镜下进行标定。

【实验用品】

1. **材料**　人口腔上皮细胞。
2. **器材**　配有目镜测微尺的显微镜、镜台测微尺、载玻片、盖玻片、吸水纸、小平皿、牙签、擦镜纸、香柏油等。
3. **试剂**　1%甲基蓝、清洁剂（$V_{乙醚}:V_{无水乙醇}=7:3$）、二甲苯。

【操作步骤】

1. **将台微尺夹于载物台上，调焦直至看到台微尺刻度**　这时目微尺和台微尺同时显示在视野中，转动目镜，使目微尺标尺直线与台微尺标尺直线尽量靠近平行，最终促使两线重合，再移动台微尺，使两个微尺左边一端平齐，然后从左到右找出两个微尺再一次重合的直线（图 2-6），分别计数两重合线之间台微尺和目微尺各自包含的格数，根据公式即可计算出目微尺每个小格的标度。

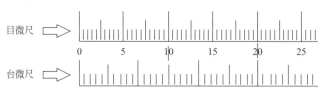

图 2-6　显微测微尺标定示意图

按下式求出目镜测微尺每格代表的长度：目镜测微尺每格代表的长度（μm）＝镜台测微尺的若干格数×10/对应的目镜测微尺的格数。

2. **人口腔上皮细胞标本的制备与观察**　用牙签刮取口腔上皮细胞均匀地涂在擦净的载玻片上（不可反复涂抹），滴一滴甲基蓝染液，染色 5min，盖上盖玻片（用镊子轻轻夹住盖玻片的一端，将其对侧先接触载玻片染液，使其与载玻片呈小于 45°的角度，慢慢倾斜盖下，防止气泡产生），吸去多余染液。显微镜下观察，可见口腔上皮细胞为扁平椭圆形，中央有椭圆形核，染成蓝色。

3. **测量人口腔上皮细胞**　用标定过的目镜测微尺测量人口腔上皮细胞标本的细胞和细胞核的长短径。

【注意事项】

计算细胞直径、细胞核直径平均值必须是 20 个以上。

【思考题】

1. 分别计算使用低倍镜（10×）、高倍镜（40×）时目镜测微尺每格代表的长度。
2. 计算人口腔上皮细胞的细胞直径、细胞核直径。

【案例讨论】

患者，男，29 岁。双下肢麻木、无力 3 天。患者于 2 周前腹泻，呈水样便，服用小檗碱片后 2 天缓解，3 天前出现双下肢末端麻木，后渐觉下肢对称性无力，近端重，小便排出困难。查体：体温 36.7℃，脉搏 110 次/分（变快），呼吸 20 次/分，血压 100/60mmHg，神清语明，双侧瞳孔等大等圆，对光反射存在，脑神经征（－），颈项强直（－），心肺（－），双下肢袜套样感觉减退，肌力Ⅳ级，膝腱反射减弱，病理反射未引出。实验室检查：ECG 示窦性心动过速；脑脊液：蛋白 1.52g/L（增高），白细胞 12.6×10^9/L（升高）。诊断为"急性吉兰-巴雷综合征"。

分析思考：

1. 该病为周围神经的脱髓鞘性疾病，是患者的何种神经纤维发生病变？

2. 神经纤维正常结构包括哪些？

3. 该病主要累及哪种细胞？其功能是什么？

（刘波兰）

第三章 >>
细胞器的标本制备与形态结构观察

📖 课程思政

　　细胞器是真核细胞胞质中具有特定形态结构和功能的微器官，它们在细胞的各项生命活动中起到非常重要的作用。其中，线粒体是细胞中制造能量的结构，虽然体积较小，但大量的线粒体为细胞活动提供了能量来源。在新时代，学习雷锋精神，就是要把崇高的理想信念和道德品质追求融入日常的工作生活，在自己岗位上做一颗永不生锈的"螺丝钉"，个人的力量虽小，但无数微小力量也可以积成磅礴力量，只有这样才能为社会发展提供源源不断的"正能量"。

细胞是生命活动的基本结构和功能单位。不同类型细胞的大小差异很大，大多数真核细胞的直径在 $10\sim20\mu m$ 之间，而人眼的分辨率为 $100\mu m$，是不足以看到这些细胞的。细胞内细胞器的结构，如线粒体、中心体、高尔基体、染色体等体积更小，但它们的大小都在 $0.2\mu m$ 以上，而一般光学显微镜最大的分辨率为 $0.2\mu m$，因此可以借助显微镜来观察细胞的外部形态结构和内部的一些细胞器结构。通常把在光学显微镜下所见到的结构称为显微结构。

　　电子显微镜的分辨率为 $0.2nm$，比光学显微镜提高了 1000 倍。通常把在电子显微镜下所见到的微细结构称为亚显微结构或超微结构。电子显微镜下，细胞质中可以看到由单位膜组成的膜性细胞器，如内质网、高尔基体、线粒体、溶酶体、过氧化物酶体，以及微丝、微管、中间纤维等细胞骨架系统。其中，细胞骨架对于维持细胞的形态结构及内部结构的有序性，以及在细胞运动、物质运输、能量转换、信息传递和细胞分化等一系列方面起重要作用。此外在电子显微镜下，细胞核中也可看到一些微细结构，如染色质、核骨架。

实验一　细胞器的光镜标本制备与观察

【实验目的】

1. 掌握普通光学显微镜下线粒体、高尔基体、中心体的基本形态结构。
2. 掌握动物、植物细胞活体染色的原理和方法。

【实验原理】

细胞形态是多种多样的，有球形、椭圆形、星形等。不论细胞的形状如何，它们在光学显微镜下却有共同的基本结构特点，即都由细胞膜、细胞质和细胞核三部分组成。细胞中的各种细胞器，如线粒体、高尔基体、中心体、核仁、染色体等，一般经过固定染色处理后，大多数在光学显微镜下可见。

1. 线粒体的活体染色　线粒体是细胞内的一种重要细胞器，由两层膜包被，外膜平滑，内膜向内折叠形成嵴，内含多种酶类。细胞各项活动所需要的能量，主要是通过线粒体呼吸作用来提供的。不同生物的不同组织中线粒体数量的差异巨大。

活体染色是应用无毒或毒性较小的染色剂真实地显示活细胞内某些结构而又很少影响细胞生命活动的一种染色方法。詹纳斯绿 B 是线粒体的专一性活体染色剂，线粒体中细胞色素氧化酶可使染料保持氧化状态（即有色状态）呈蓝绿色，而在周围的细胞质中染料被还原，成为无色状态。

2. 植物细胞液泡系的超活染色　液泡是细胞内浓缩产物的主要场所。中性红是液泡的特殊染色剂，只将液泡染成红色。在细胞处于生活状态时，细胞质和细胞核不被中性红染色。

【实验用品】

1. 器材　显微镜。

2. 材料　人口腔上皮细胞、洋葱鳞茎、绿豆芽根尖、显微镜、压舌板、解剖盘、镊子、解剖刀、吸管、载玻片、盖玻片、擦镜纸、吸水纸、恒温水浴箱、小白鼠肝细胞切片、兔脊神经节细胞切片、马蛔虫受精卵切片等。

3. **试剂**　Ringer 溶液、1%和1/5000 詹纳斯绿 B 染液、1%和1/3000 中性红染液。

（1）Ringer 溶液：氯化钠 8.5g（变温动物用 6.5g）、氯化钙 0.12g、氧化钾 0.4g、葡萄糖 2.0g、碳酸氢钠 0.20g、磷酸氢二钠 0.01g，加蒸馏水至 1000mL。

（2）1%和 1/5000 詹纳斯绿 B 染液：称取 0.5g 詹纳斯绿 B 溶于 50mL Ringer 溶液中，稍加热（30～40℃）使之很快溶解，用滤纸过滤，即成 1%原液。临用前，取 1%原液 1mL，加入 49mL Ringer 溶液混匀，即成 1/5000 工作液，装入棕色瓶备用，以保持它的充分氧化能力。

（3）1%和 1/3000 中性红染液：称取 0.5g 中性红溶于 50mL Ringer 溶液中，稍加热（30～40℃）使之很快溶解，用滤纸过滤，装入棕色瓶于暗处保存，否则易氧化沉淀，失去染色能力。临用前，取 1%中性红染液 1mL，加入 29mL Ringer 溶液混匀，即成 1/3000 工作液，装入棕色瓶备用。

【操作步骤】

1. **人口腔上皮细胞线粒体的活体染色及观察**　取清洁载玻片放在 37℃恒温水浴箱的金属板上，滴 2 滴 1/5000 詹纳斯绿 B 染液。实验者用压舌板在自己口腔颊部黏膜处稍用力刮取上皮细胞，此步骤为清洁取材面，将第一次刮下的黏液状物丢弃。取洁净压舌板，在原位刮取口腔上皮细胞，将第二次刮下的黏液状物放入载玻片的染液中，染色 10～15min，盖上盖玻片，显微镜下观察。

2. **洋葱鳞茎内表皮细胞线粒体的活体染色与观察**　载玻片置于 37℃恒温水浴箱，将 1 滴 1/5000 詹纳斯绿 B 染液滴在载玻片上。用镊子小心撕取一小片洋葱鳞茎内表皮，将其放入载玻片上的詹纳斯绿 B 染液中染色 10～15min，吸去染液，加 Ringer 溶液 1 滴，盖上盖玻片，显微镜下观察。

3. **小白鼠肝细胞切片线粒体的观察。**

4. **豆芽根尖细胞液泡系的超活染色与观察**　取绿豆芽的根尖，用刀片纵切根尖。将纵切的根尖放在载玻片上，滴加中性红染液，染色 5～10min，吸去染液，滴一滴 Ringer 溶液，盖上盖玻片进行镜检（镊子轻轻地下压盖玻片，使根尖压扁利于观察）。

5. **兔脊神经节细胞切片高尔基体的观察。**

6. **马蛔虫受精卵切片中心体的观察。**

【结果观察】

1. **人口腔上皮细胞线粒体的活体染色及观察**（詹纳斯绿 B 染色）　在低倍镜下，选择平展的口腔上皮细胞，换高倍镜进行观察。高倍镜下可见扁平状上皮细胞的核周围胞质中分布着一些被染成蓝绿色的颗粒状或短棒状的结构，即为线粒体［图 3-1(a)］。

2. **洋葱鳞茎内表皮细胞线粒体的活体染色与观察**（詹纳斯绿 B 染色）　先在低倍镜下找

到染色较均匀的洋葱鳞茎内表皮细胞，然后转用高倍镜仔细观察细胞的形态结构及胞质内线粒体的染色。经詹纳斯绿 B 染色的洋葱鳞茎内表皮细胞，可见细胞内有许多蓝色颗粒状物体为经染色的线粒体［图 3-1(b)］。

3. 小白鼠肝细胞切片线粒体的观察（苏木精染色） 先用低倍镜观察，可见许多肝小叶。然后转高倍镜观察，可见每个肝小叶内有许多紧密排列成索状的多边形的肝细胞，细胞中央有大而圆的细胞核。转用油镜观察，可见到细胞质内分布着许多被苏木精染成深紫色的线粒体，呈颗粒状和线状［图 3-1(c)］。

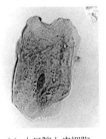 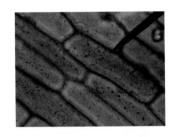

(a) 人口腔上皮细胞　　　　　(b) 洋葱鳞茎内表皮细胞

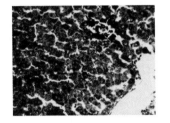

(c) 小白鼠肝细胞

图 3-1　线粒体的形态结构

4. 豆芽根尖细胞液泡系的超活染色与观察（中性红染色） 在高倍镜下，先观察根尖部分的生长点的细胞，可见细胞质中散在很多大小不等的染成玫瑰红色的圆形小泡，这是初生的幼小液泡；然后，由生长点向延长区观察，在一些已分化长大的细胞内，液泡的染色较浅，体积增大，数目变少（图 3-2）；在成熟区细胞中，一般只有一个淡红色的巨大液泡，占据细胞的绝大部分，将细胞核挤到细胞一侧贴近细胞壁处。

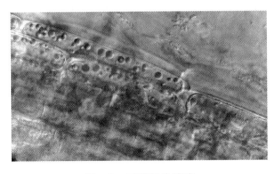

图 3-2　豆芽根尖液泡

5. 兔脊神经节细胞切片高尔基体的观察（硝酸银镀染） 先在低倍镜下找到兔脊神经节细胞，然后转用高倍镜观察，可看到细胞内淡黄色的背景上有黄褐色的细胞核，核的周围分布着许多深褐色的高尔基体，呈弯曲的线状、颗粒状，少量分散在细胞质中。

低倍镜：许多大小不等、被染成黄色的圆形神经节细胞，该细胞中央有一不着色呈空泡状的圆形细胞核可作为该细胞的标志。选择神经节细胞较多的部位，转换成高倍镜观察。

高倍镜：细胞中央圆形空泡状的细胞核，核内可见 1～2 个发亮的淡黄色的核仁，围绕细胞核外的细胞质中散在许多棕黑的颗粒状或短线状的结构，为高尔基体（图 3-3）。

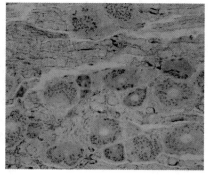

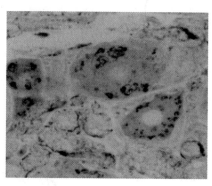

(a) 400×　　　　　　　　　　　　　　　　　(b) 油镜

图 3-3　兔脊神经节细胞中高尔基体

6. 马蛔虫受精卵切片中心体的观察（苏木精染色） 取马蛔虫受精卵切片在显微镜下观察，每个马蛔虫受精卵外围有一层较厚的卵膜，膜内有宽大的围卵腔，各围卵腔内有处在不同分裂期的卵细胞。找到分裂中期的细胞，在细胞中央被染成蓝色条状或棒状的结构，这就是染色体。在染色体两侧各有一个较小的，亦被染成蓝色的小粒，称中心粒（图 3-4）。在中心粒的周围可见呈放射状的星丝。

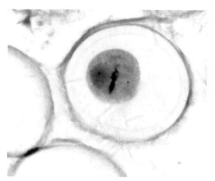
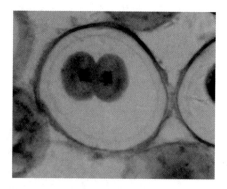

(a) 分裂中期　　　　　　　　　　　　　　　　(b) 分裂末期

图 3-4　马蛔虫受精卵细胞中心体

【注意事项】

（1）口腔上皮细胞染色过程中不可使染液干燥，必要时可再加滴染液。

（2）洋葱鳞茎要新鲜，以保证能观察到正常的洋葱鳞茎内表皮细胞形态。

（3）豆芽根尖染色后，盖上盖玻片后要用镊子轻轻下压盖玻片，使根尖压扁，利于观察。

【思考题】

1. 线粒体活体染色的原理是什么？

2. 画出马蛔虫受精卵细胞中心体图，并标示出细胞的各部分。

（邓　婷）

实验二 细胞器电镜结构观察

【实验目的】

1. 熟悉各种细胞器的功能。
2. 掌握线粒体、高尔基体、溶酶体等细胞器在电子显微镜下的基本形态结构。

【实验原理】

光学显微镜，由于受到光波特性的限制，通常只能观察到 $0.2\mu m$ 以上的物体结构，因此无法看到细胞内许多微细结构。电子显微镜用电子束做光源，使分辨力达到 0.2nm，可观察到细胞内各种细胞器的微细结构。

【实验用品】

1. **器材** 电脑、投影仪。
2. **材料** 细胞的超微结构视频、幻灯片、图片。

【操作步骤】

观看细胞超微结构视频、幻灯片、图片，熟悉各种细胞器的超微结构特点。

【结果观察】

1. **内质网** 内质网是广泛分布于细胞质内的膜性管状或囊状结构，它的膜比质膜薄，厚度约 6nm。根据其膜外表面有无核糖体附着，分为糙面内质网和光面内质网两种类型。

(1) 糙面内质网：由厚约 6nm 的膜所构成，多呈排列较为整齐的扁平囊状，膜的外表面附有核糖体 [图 3-5（a）]。

(2) 光面内质网：电镜下常呈管、泡样网状形态结构，表面无核糖体附着 [图 3-5（b）]。

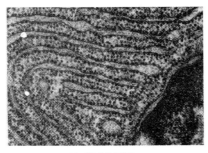

(a) 糙面内质网

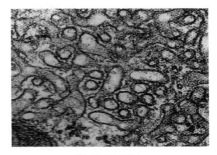

(b) 光面内质网

图 3-5 内质网电镜图

2. 高尔基体 电镜下典型的高尔基体由扁平囊泡、大囊泡和小囊泡三部分组成（图 3-6）。

（1）扁平囊泡：3～8 个略呈弓形弯曲的扁平囊泡整齐地排列层叠在一起，构成高尔基体的主体结构。扁平囊的囊间距为 20～30nm，囊腔宽 6～9nm。扁平囊的切面呈弓形，中央较狭窄，边缘稍膨胀，内充满中等电子密度的物质。弓形的凸面，又称形成面，能与糙面内质网所芽生的小泡融合，接受新合成的蛋白质，膜厚度约 6nm，与内质网膜相近。形成面所接受的物质经高尔基体浓缩之后，在凹面形成分泌颗粒，凹面称分泌面或成熟面，膜厚约 8nm。

（2）大囊泡：分布于凹面（成熟面），是直径约为 40～80nm 的膜泡结构。

（3）小囊泡：直径为 0.1～0.5μm，是见于凸面（形成面）的分泌小泡。

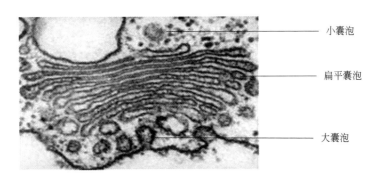

图 3-6 高尔基体电镜图

3. 线粒体 大多呈圆形、卵圆形和杆状，长度差别较大，为 2～5μm 不等，直径平均为 500nm。在电镜下，线粒体是由双层单位膜包围而成的封闭囊状细胞器。外膜光滑平整，厚约 6nm。内膜厚 5～7nm，向内折叠形成许多嵴。内外膜之间的间隙称为外腔或膜间腔，宽 6～8nm，电子密度低。内膜所包围的腔隙称为内腔，充满细颗粒状基质，电子密度较大（图 3-7）。外膜表面光滑，有直径 1～3nm 的小孔。

4. 溶酶体 是由单位膜包围而成的囊状细胞器，直径从 25mm 至 0.8μm 不等，膜厚 6nm 左右。内含多种水解酶，其中酸性磷酸酶为溶酶体的标志酶。

初级溶酶体所含酶尚未与底物作用，它呈圆形或卵圆形，直径 25～50nm，含有电子染色均匀而致密的细颗粒状内容物。当初级溶酶体与异噬泡、自噬泡以及细胞内多余分泌颗粒融合，便形成了各种次级溶酶体，呈现出多形态的结构（图 3-8）。不能再消化物质的次级

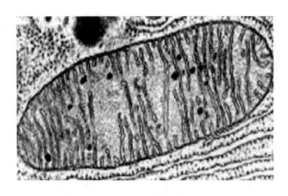

图 3-7　线粒体电镜图

溶酶体称为残余小体，它由单位膜包裹，大小差别甚大，内容物多样，常含有脂褐素、髓样小体、脂滴等，但不含水解酶，这些残余物在电镜下呈现较高电子密度。

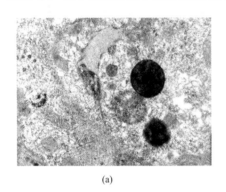

(a)

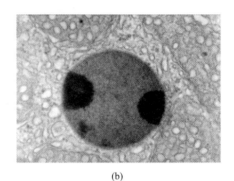

(b)

图 3-8　溶酶体电镜图

5. 中心粒　中心粒是短筒状的细胞器，长 150～400nm，直径 150nm，筒壁由 9 组纵行的三联微管有规律地围成风轮状的结构。每组三联微管都包埋在电子密度较高的均质状物质之中（图 3-9）。这些物质向胞质放射状延伸，形成中心粒周围的卫星小体，有丝分裂时的纺锤丝微管在此形成，参与染色体的移动。

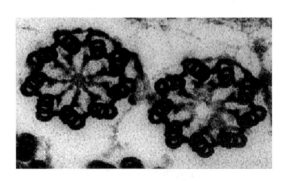

图 3-9　中心粒电镜结构

6. 核膜　由两层并列的单位膜——核内膜和核外膜组成。核内膜厚约 8nm，在核质面上附着电子致密的纤维层，平均厚度为 25nm。核外膜类似于糙面内质网，膜厚度小于8nm，比内膜略薄，胞质面有核糖体附着。核外膜常与内质网相连，使核周隙与内质网腔直接相通。核内膜和核外膜之间的腔隙被称为核周隙，宽约 20～40nm。内外核膜局部融合处形成环状开口，称核孔。核孔处有由多种蛋白质以特定方式排列形成的核孔复合体。在内外核膜上有直径约为 10nm 的 8 对球形颗粒组成的核孔壁，呈对称的八角形排列，核孔正中有一颗粒，借助于辐射的细丝与孔壁上的 8 对颗粒相连，8 对颗粒间也有细丝相连（图 3-10）。核孔复合体是严格控制核质之间物质交换的结构。

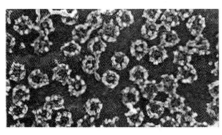

(a) 核孔复合体胞质面的结构　　　　(b) 核孔复合体核质面的结构

图 3-10　核孔复合体电镜结构

【思考题】

1. 细胞内膜性细胞器有哪些？它们分别有什么功能？
2. 试述溶酶体的分类及其功能。
3. 试述中心体的结构组成及其在细胞生命活动中的作用。

【案例讨论】

患者，男，53 岁，工人。右足背、足趾关节反复性肿痛 8 年。患者 8 年前一次饮酒后，突发右足背及第 1 跖趾关节肿痛，难以入睡，局部灼热红肿，服用抗炎镇痛药 1 周后疼痛缓解。以后，每遇饮酒或感冒疾病复发。每次发病，自服泼尼松等药可缓解。近 1 年来，发病后服用上述药效果不佳，疼痛渐累及右跖趾各关节，同时伴关节功能障碍。2 周前又因酒后卧睡受凉，致本病复发。

体格检查：跛行，右足背及右跖趾关节红、肿、压痛，活动受限。

辅助检查：血沉 78mm/h；血尿酸 730μmol/L；尿常规示血尿、蛋白尿。X 线示右足跖骨溶骨性改变。

诊断：痛风。

请查阅相关资料，并回答以下问题：

1. 患者体内的哪种代谢产物增多可引起痛风？
2. 从细胞结构角度分析引起痛风患者关节肿痛变形的原因。
3. 痛风患者在日常饮食中需要注意什么？

（邓　婷）

实验三　细胞骨架的光镜标本制备与观察

【实验目的】

1. 掌握植物细胞骨架的主要成分和制备的原理及方法。
2. 观察光学显微镜下细胞骨架的网状结构。

【实验原理】

细胞骨架是细胞质中纵横交错的纤维网络结构，由微丝、微管和中间纤维构成。它们对细胞形态的维持，细胞的生长、运动、分裂、分化和物质运输等起重要作用。观察和研究细胞骨架可用光镜、电镜、间接免疫荧光技术、酶标和组织化学等方法。对光镜下细胞骨架的形态学观察多采用 TritonX-100（聚乙二醇辛基苯基醚）处理细胞，可将细胞的膜结构和大部分蛋白质抽提掉，但细胞骨架系统的纤维蛋白却被保存下来；再以蛋白质染料考马斯亮蓝 R250 染色，使胞质中的细胞骨架得以清晰显现，即为细胞骨架。考马斯亮蓝 R250 可以染各种蛋白，并非特异染微丝。但在该实验条件下，如微管结构不稳定，而有些类型的纤维太细，光学显微镜下无法分辨，因此，光镜下显示的主要是微丝组成的应力纤维。

【实验用品】

1. **器材**　普通光学显微镜、恒温水浴箱、小烧杯、镊子、剪刀、吸管、载玻片、盖玻片、吸水纸、培养皿等。
2. **材料**　洋葱鳞茎、体外培养的成纤维细胞。
3. **试剂**

(1) 6mmol/L PBS（pH 6.5）：

A 液：$NaH_2PO_4 \cdot 2H_2O$ 936mg/1000mL；

B 液：$Na_2HPO_4 \cdot 12H_2O$ 2148mg/1000mL；

工作液：A 液 68.5mL＋B 液 31.5mL（用 $NaHCO_3$ 调 pH 至 6.5）。

(2) M 缓冲液（pH 7.2）：咪唑 3.40g、KCl 3.71g、$MgCl_2 \cdot 6H_2O$ 101.65mg、EGTA

（乙二醇双醚四乙酸）380.35mg、EDTA（乙二胺四乙酸）29.22mg、巯基乙醇 0.07mL、甘油 292mL，加蒸馏水至 1000mL，混合均匀（用 1mol/L HCl 调 pH 至 7.2）。

（3）1％ Triton X-100：Triton X-100 1mL、M 缓冲液 99mL。

（4）3％戊二醛：25％戊二醛 12mL、6mmol/L PBS 88mL。

（5）0.2％考马斯亮蓝 R250 染液：考马斯亮蓝 R250 染料 0.2g、甲醇 46.5mL、冰醋酸 7mL、蒸馏水 46.5mL。

【操作步骤】

1. 植物细胞骨架标本的制备

（1）取材：切开洋葱鳞茎，撕取小块内表皮（约 0.5cm^2），浸入装有 PBS 的小烧杯中，使其下沉，处理 5～10min。

（2）抽提：吸去 PBS，加 2mL 1％ Triton X-100 入小烧杯，置 37℃ 恒温水浴箱处理 20～30min，以溶解掉细胞骨架以外的蛋白质。

（3）冲洗：用吸管吸去 1％ Triton X-100，加入 M 缓冲液轻轻洗涤 2～3 次，每次 3min。

（4）固定：加 3％戊二醛固定 10～20min。

（5）冲洗：弃固定液后，用 PBS 洗涤 2～3 次，每次 5min。

（6）染色：吸去 PBS，滴 0.2％考马斯亮蓝 R250 染液染色 10～20min。

（7）制片：倒去染液，用蒸馏水洗 2～3 次，将标本平铺在载玻片上，加盖玻片。

（8）观察。

2. 动物细胞骨架标本的制备

（1）取材：从培养瓶中取一块生长着成纤维细胞的盖玻片，细胞面朝上放入小培养皿，用 6mmol/L PBS 轻轻洗 3 次，每次 1min。

（2）抽提：吸去洗液，加入 3mL 1％ Triton X-100，加盖，置 37℃ 恒温水浴箱中处理 20min。

（3）冲洗：吸去 1％ Triton X-100，用 M 缓冲液轻轻洗细胞 3 次，每次 3min，M 缓冲液有稳定细胞骨架的作用。

（4）固定：加 3％戊二醛固定 15min。

（5）冲洗：吸去固定液，用 6mmol/L PBS 轻轻洗 3 次，每次 3min。

（6）制片：将盖玻片标本置于载玻片中央（注意：细胞面朝上）。

（7）染色：加 0.2％考马斯亮蓝 R250 染液于标本上染色 20～30min。

（8）冲洗：小心倒去染液，用蒸馏水漂洗，用吸水纸吸去标本边缘水滴，自然干燥。

（9）观察。

【结果观察】

1. **植物细胞骨架标本的观察** 低倍光镜下，可见规则排列的洋葱鳞茎内表皮细胞轮廓，胞质着色极淡，其中被染成蓝色、粗细不等的纤维网络结构，即是细胞骨架。选择染色较好的细胞，转高倍镜观察，调节显微镜焦距可观察到细胞不同横切面的网络结构的变化，表明细胞骨架以三维立体结构的形式分布在整个细胞内（图 3-11）。

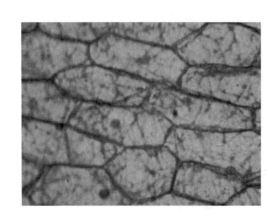

图 3-11 洋葱鳞茎内表皮细胞的细胞骨架

2. **动物细胞骨架标本的观察** 低倍光镜下，细胞形态不清楚，只有细胞轮廓，细胞中深蓝色的纤维束粗细不等，沿细胞长轴分布，或呈交叉状，它们是微丝聚集而成的微丝束，即细胞骨架。转高倍镜或油镜观察（图 3-12）。

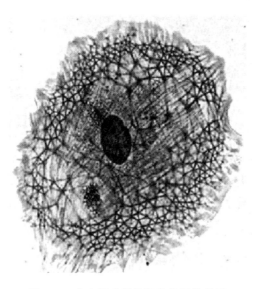

图 3-12 小白鼠成纤维细胞的细胞骨架

【注意事项】

（1）冲洗动作要轻，以免使细胞从载玻片上脱落。

（2）Triton X-100 处理时间太短，没有去除细胞器膜上的蛋白，会造成很深的背影颜色，干扰细胞骨架观察。如果处理时间太长，会破坏骨架蛋白使骨架纤维断裂，处理时间应控制在 20～30min。

（3）每次加液或染色后，应洗净漂洗液，用吸水纸吸干。

（4）加 3% 戊二醛对细胞骨架和细胞形态的维持很重要，固定时间为 10～20min。

（5）各步的作用：

① Triton X-100 的作用：Triton X-100 是一种非离子去垢剂，适当浓度的 Triton X-100，可使细胞膜溶解，而细胞质中的细胞骨架系统可被保存。

② M 缓冲液和磷酸缓冲液的作用：维持细胞的渗透压。

③ EDTA（乙二胺四乙酸）和 EGTA（乙二醇双醚四乙酸）的作用：前者可螯合大部分金属离子；后者专一性螯合 Ca^{2+}，主要是高浓度的 Ca^{2+} 可使微管解聚，因此加入 EGTA 来降低 Ca^{2+} 的浓度。

④ 戊二醛的作用：戊二醛是一种良好的固定剂，使细胞结构保持原有状态。

【思考题】

1. 细胞骨架显示的原理是什么？洋葱鳞茎内表皮细胞质膜下、核周及胞质中的细胞骨架分布有无不同？

2. 说明实验中使用 Triton X-100、戊二醛和考马斯亮蓝 R250 等三种试剂的作用。

【案例讨论】

男性不育患者 6 例，年龄 27～40 岁，平均年龄 33 岁。就诊时不育年限 1.5～12 年，平均年限 4.8 年。检查结果表明 6 例患者均为严重弱精症，其中 5 例精液无活动精子，1 例精液偶见活动精子。所有患者的 X 线胸片、CT、腹部 B 超、性激素水平［包括促卵泡激素（FSH）、黄体生成素（LH）、睾酮（T）、垂体泌乳素（PRL）］及外周血染色体核型和无精子症因子（AZF）等检查结果均正常。此外，每例患者均有反复呼吸道感染史。

查阅相关资料，回答以下问题：

1. 6 例不育症患者的真正病因是什么？是如何导致不育的？

2. 此类病患者为什么会出现反复呼吸道感染？

3. 纤毛横断面的电镜结构是怎样的？

（况花荣）

第四章 >>
细胞化学

📖 **课程思政**

    细胞化学中的很多知识是与人体身心健康息息相关的。比如糖、脂肪在生命活动中有重要的功能，但是过多摄入就会导致机体物质和能量代谢紊乱，甚至引起疾病——糖尿病、肥胖等。通过和同学们一起分析市场上五花八门的减肥产品和减肥方法，引导同学们应用所学知识辩证分析问题，建立合理饮食并结合运动的健康生活方式，关注生命健康。作为生命科学相关专业的学生，不仅要通过所学知识维护自身身心健康，还应该做好科普工作，将科学知识传递给家人和社会，提升社会责任感。

糖类存在于动植物体内，是生物体的重要组成成分和基本营养物质。糖类由 C、H、O 三种元素组成，糖类分为单糖、二糖和多糖三大类。

单糖：是只含有一个羰基的多羟基化合物单位的最简单的糖。光合作用的产物葡萄糖（$C_6H_{12}O_6$），它与果糖（$C_6H_{12}O_6$，一种最普通和最甜的己酮糖）是生物界最普遍的六碳糖。核糖（$C_5H_{10}O_5$）和脱氧核糖（$C_5H_{10}O_4$）是相差一个 O 的两种五碳糖，属于单糖。常见的单糖还有半乳糖。

二糖：在植物细胞中有蔗糖和麦芽糖。蔗糖由一分子果糖和一分子葡萄糖脱水缩合而成。麦芽糖由两分子葡萄糖组成。在动物的乳汁中含有一分子葡萄糖和一分子半乳糖缩合而成的二糖——乳糖。这 3 种二糖分子式相同，但结构不同。

多糖：多糖是由多个单糖分子脱水缩合而成的链状大分子，是糖的储藏形式，是自然界含量最多的糖类。在植物细胞中的多糖主要是淀粉。淀粉是高等植物中糖的主要储藏形式，以直链淀粉和支链淀粉两种形式存在。在动物中最重要的结构多糖是糖原（又叫动物淀粉），分为肝糖原和肌糖原两种。

蛋白质分子的化学组成：各种生物体几乎都含有蛋白质，其元素组成也都很相似。一般含 C、H、O、N，此外还有 S，有些蛋白质含有 P，少数还含有 Fe、Cu、Zn、Mo、Mn、Co 等金属元素，个别还含有 I。基本组成单位——氨基酸，如果使用酸、碱或蛋白酶水解蛋白质，最后可以得到约 20 种不同的氨基酸，这些氨基酸的结构虽各不相同，但它们却有着共同的特征，它们的氨基和羧基都在 α-C 上，都属于 α-氨基酸。除甘氨酸外，其余氨基酸 α-C 原子都是不对称 C 原子。在氨基酸分子中，同时与氨基（—NH_2）和羧基（—COOH）相连的那个 C 原子还分别与一个 H 原子和一个可变的侧链相连。从氨基酸的结构通式可以知道 20 种氨基酸的区别在于 R 基的不同。

蛋白质的分子结构：蛋白质是生物大分子，由许多氨基酸分子通过脱水形成肽键相连而成。氨基酸分子互相结合的方式是：一个氨基酸分子的羧基（—COOH）和另一个氨基酸分子的氨基（—NH_2）相连接，同时失去一分子水，这种结合方式叫脱水缩合。连接两个氨基酸分子之间的那个键（—NH—CO—）叫肽键，由两个氨基酸分子缩合形成的化合物叫做二肽，由 n 个氨基酸分子缩合形成的肽叫多肽（$n \geqslant 3$）。多肽通常呈链状结构叫肽链。人体内有许多起重要调节作用的小分子肽和多肽。例如：下丘脑产生的促甲状腺素释放的激素是三肽，神经垂体释放的催产素和升压素都是八肽，腺垂体产生的促肾上腺素皮质激素是三十九肽。蛋白质分子由一条或多条多肽构成，相对分子质量一般从 6000～1000000Da（1Da 等于 C 原子相对质量的 1/12）甚至更多。

蛋白质的主要功能：由于组成蛋白质的氨基酸在数目、排列顺序上的不同，蛋白质空间结构的不同，细胞中蛋白质多种多样，执行各种特定的生理功能。

核酸的组成和结构：核酸的基本结构单元是核苷酸，核苷酸含有含 N 碱基、五碳糖和磷酸基三种成分。碱基与五碳糖构成核苷，核苷的磷酸酯为核苷酸。DNA 和 RNA 中的五碳糖不同，RNA 中为 D-核糖，DNA 为 D-2-脱氧核糖。核酸就是根据其中五碳糖种类来分类的。DNA 与 RNA 的碱基也有不同。分类和功能：核酸分为脱氧核糖核酸（DNA）

和核糖核酸（RNA）两大类。这两类核酸有某些共同的结构特点，但生物功能不同。DNA 储存遗传信息，在细胞分裂过程中复制，使每个子细胞接受与母细胞结构和信息含量相同的 DNA；RNA 主要在蛋白质合成中起作用，负责将 DNA 的遗传信息转变成特定的蛋白质的氨基酸序列。核酸的存在部位主要在细胞核中，在线粒体和叶绿体中也有少量 DNA。

本章主要学习细胞内碳水化合物、蛋白质与核酸的显示与观察。

实验一 细胞内碳水化合物（多糖、糖原）的显示

【实验目的】

1. 掌握细胞内多糖、糖原显示的原理和方法。
2. 熟悉多糖、糖原在细胞内的主要存在部位。

【实验原理】

糖原和淀粉是生物有机体生命活动能量的主要来源。淀粉是一种植物多糖，贮藏于植物的种子、块茎、块根中。淀粉遇碘呈蓝色，这是由于碘被吸附在淀粉上，形成一复合物——碘化淀粉。碘化淀粉是不稳定的，极易被醇、氢氧化钠和热分解，因而使颜色褪去。其他多糖大多能与碘呈特异的颜色反应，这些呈色物质不稳定。糖原又称动物淀粉，是动物细胞内贮藏能量的多糖类物质。在肝脏中尤为丰富。可用过碘酸希夫反应（periodic acid Schiff reaction，PAS 反应）检测。含乙二醇基的多糖在高碘酸的作用下氧化而产生双醛基，醛基进而与 Schiff 液反应，使其中的无色品红变成紫红染料而附于含糖的组织上，着色的部分即为肝糖原。

【实验用品】

1. **材料** 马铃薯、肝糖原切片。
2. **器材** 普通光学显微镜、载（盖）玻片、吸管、刀片、小镊子、解剖剪刀、染色缸、染色架等。
3. **试剂** 革兰氏碘液：称碘化钾 1g，溶于 50mL 蒸馏水中，再加 0.5g 碘使之溶解。最后用蒸馏水稀释至 150mL，盛于棕色瓶内，保存于暗冷处。

【操作步骤】

1. 徒手将马铃薯切片。
2. 取一薄片放在载玻片上，用吸管吸取革兰氏碘液一滴滴于马铃薯薄片上，盖上盖玻片。

【结果观察】

1. **淀粉的显示**　置于低倍镜下观察，可见薄壁细胞中充满了大小不等的卵圆形或圆锥形的蓝色颗粒，即为淀粉粒（图 4-1）。

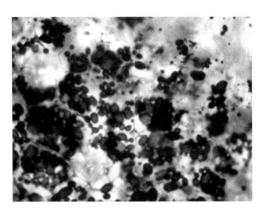

图 4-1　马铃薯淀粉粒的显示

2. **糖原的显示**　在光镜下观察肝糖原切片（Schiff 氏反应肝组织切片），可见肝细胞略呈多角形，中央有 1～2 个染成蓝色圆形的细胞核。在细胞质中可见许多紫红色的小颗粒，即为肝糖原，糖原颗粒被 Schiff 试剂染色呈紫红色，细胞核被苏木精染色呈蓝色，其他背景呈淡粉红色（图 4-2）。

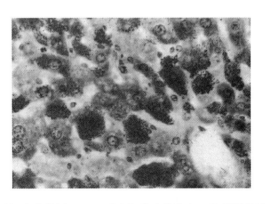

图 4-2　肝细胞光镜图（PAS 反应与苏木精染色；糖原颗粒呈紫红色）

【注意事项】

马铃薯切片的厚度要尽量薄，应使其呈半透明状。

【思考题】

1. 马铃薯淀粉颗粒经革兰氏碘液染色后为什么容易褪色？
2. 简述显示肝糖原的 PAS 反应的实验原理。

（况花荣）

实验二 细胞内蛋白质的显示

【实验目的】

1. 掌握细胞内蛋白质显示的原理和方法。
2. 熟悉蛋白质在细胞内的主要存在部位。

【实验原理】

蛋白质的基本组成单位是氨基酸，是两性电解质。随着溶液 pH 值的不同，蛋白质可解离为正离子、负离子或两性离子。如果在某一 pH 值时，蛋白质颗粒上所带的正、负电荷总数相等，在电场中既不向正极移动也不向负极移动，这时溶液的 pH 值即为该蛋白质的等电点。由于蛋白质的游离基团除了末端氨基和末端羧基外，还有许多侧链，其上许多基团在溶液中也可以电离，因此，一个蛋白质分子表面四周都有电荷。不同蛋白质分子所带有的碱性氨基酸和酸性氨基酸的数目不等，它们的等电点也不一样。因此蛋白质分子所带的静电荷既受所在溶液的 pH 值的影响，也取决于蛋白质分子组成中碱性氨基酸和酸性氨基酸的含量。在生理条件下，整个蛋白质带负电荷多，为酸性蛋白质（等电点偏向酸性）；带正电荷多，为碱性蛋白质（等电点偏向碱性）。所以，用不同 pH 值的固绿染液（一种弱酸性染料，本身带负电荷）对细胞中的蛋白质染色，可使细胞内的酸性蛋白和碱性蛋白分别显示。组织经三氯乙酸处理后可将核酸（DNA 和 RNA）抽提掉，细胞内保留下组蛋白和其他蛋白，组蛋白为碱性蛋白，其他蛋白为酸性蛋白。蛋白质在较其等电点为碱性的环境中，蛋白质本身带负电荷，在较其等电点为酸性的环境中，蛋白质本身带正电荷。组蛋白的等电点约 8.5，酸性蛋白的等电点约 4.6～6.75，固绿为酸性染料，其色素离子带负电荷，在 pH 2.2 时，组蛋白和酸性蛋白均带正电荷，均可以与固绿色素离子结合而着色。在 pH 8.0 时，组蛋白带有正电荷，仍然可以与固绿色素离子结合着色，而酸性蛋白带有负电荷，不能与固绿色素离子结合，不能显色。

【实验用品】

1. **材料** 蟾蜍。

2. **器材** 显微镜、载（盖）玻片、刀片、小镊子、解剖剪刀、染色缸、染色架、恒温水浴箱等。

3. **试剂**

（1）5%三氯醋酸：三氯醋酸5.0g溶于100mL蒸馏水中。

（2）0.1%酸性固绿染液（pH 2.2）：固绿0.2g溶于100mL蒸馏水中，制成0.2%固绿液，再取盐酸（比重1:19）0.11mL加蒸馏水至100mL，使用时将0.2%固绿液和上述盐酸稀释液以1:1混合即为0.1%酸性固绿染液（pH 2.2）。

（3）0.1%碱性固绿染液（pH 8.0～8.5）：先配制0.2%固绿液（方法同上），再取碳酸氢钠50mg溶于100mL蒸馏水中制成0.05%的碳酸氢钠溶液，使用时将上述两种溶液以1:1混合即成0.1%碱性固绿染液（pH 8.0～8.5）。

（4）70%乙醇。

【操作步骤】

1. **取材与涂片** 将蟾蜍用乙醚麻醉后，剪开胸腔，打开心包，小心地在心脏上剪一小口，取心脏血一小滴，滴在干净载玻片右端，另取一边缘光滑平齐的玻片作为推片，制作厚薄适中的血涂片。制成的涂片室温晾干。每个同学制血涂片2张，并做好标记。

2. **固定** 将晾干的涂片浸于70%乙醇中固定5min，取出后，室温下晾干。

3. **三氯醋酸处理** 将已固定的血涂片浸于5%三氯醋酸中60℃温度处理30min。取出后用清水冲洗3min以上（注意一定要反复洗净，不可在涂片上留下三氯醋酸痕迹，否则酸性蛋白和碱性蛋白的染色不能分明）。然后用滤纸吸干玻片上的水分。

4. **染色和镜检** 将显示酸性蛋白的涂片放入0.1%的酸性固绿染液中染5～10min，清水冲净，晾干。将显示碱性蛋白的涂片在0.1%的碱性固绿染液中染0.5～1h（视染色深浅而定），清水冲净，晾干。分别镜检。

【结果观察】

细胞内酸性蛋白质和碱性蛋白质的显示：用0.1%的酸性固绿染液染色处理过的蟾蜍红细胞，胞质和核仁中蛋白质均被染成绿色，此即酸性蛋白在细胞内的分布；而胞核内染色质部分并没被染上色（但时间太长可能染上色）（图4-3）。经0.1%的碱性固绿染液染色处理的标本中，只有细胞核内染色质部分被染成绿色，此即碱性蛋白在细胞内的分布，而胞质及核仁不着色（图4-4）。

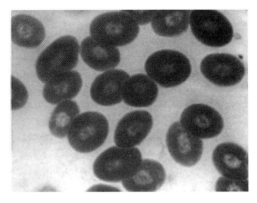
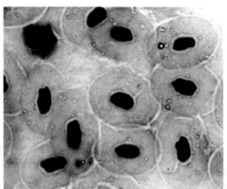

图 4-3 细胞内酸性蛋白   图 4-4 细胞内碱性蛋白

【注意事项】

（1）取血滴不宜太大，以免涂片过厚，影响观察。

（2）要使涂片厚薄适中。在制作血涂片的过程中要用力均匀，避免来回推拉及刮片。好的血涂片在显微镜观察到的细胞应该是单层均匀排列。

（3）涂片一般在后半部观察效果比较好。

（4）抽提核酸是该实验中的关键。核酸带负电荷，如未被提取，显示碱性蛋白时，核内不能染色，或整个切片染成蓝绿色，水洗或进入乙醇即褪色。

（5）染液 pH 必须控制在要求范围，从而使其他蛋白质染色极微。

【思考题】

1. 简述细胞内碱性蛋白和酸性蛋白显示的实验原理。

2. 细胞内酸性蛋白与碱性蛋白的分布有何区别？

（况花荣）

实验三　细胞内核酸的显示

【实验目的】

1. 掌握细胞内核酸显示的原理和方法。
2. 熟悉核酸在细胞内的主要存在部位。

【实验原理】

甲基绿-派洛宁（methyl green-pyronin）为碱性染料，它能分别与细胞内的 DNA、RNA 结合而呈现不同颜色。当甲基绿与派洛宁作为混合染料时，甲基绿和染色质中 DNA 选择性结合显示绿色或蓝色；派洛宁与核仁、细胞质中的 RNA 选择性结合显示红色。其原因可能是两种染料在混合染液中有竞争作用，同时两种核酸分子都是多聚体，而其聚合程度有所不同。甲基绿染 DNA 和派洛宁染 RNA 不是化学作用，而是因 DNA 和 RNA 聚合程度不同，对碱性染料有不同的亲和力而进行选择性染色。甲基绿分子带有两个正电荷，它对聚合程度高的 DNA 有强的亲和力，故可使分布在胞核中的 DNA 被染成绿色或蓝色；而派洛宁分子带有一个正电荷，它仅和聚合程度较低的 RNA 相结合，使分布于胞质和核仁中的 RNA 染成红色。因此，可用 Brachet 反应对细胞中的 DNA 分子和 RNA 分子进行定位、定性分析。

【实验用品】

1. **材料**　洋葱、蟾蜍。
2. **器材**　普通光学显微镜、载（盖）玻片、刀片、小镊子、解剖剪刀、吸管、染色缸、染色架、吸水滤纸等。
3. **试剂**

（1）甲基绿-派洛宁染液

① 0.2mol/L 醋酸缓冲液（pH 4.8）：冰乙酸 1.2mL，加蒸馏水至 100mL。醋酸钠（NaAc·3H$_2$O）2.72g 溶于 100mL 蒸馏水中。使用时两种液体按照 2∶3 的比例混合。

② 2％甲基绿染液：去杂质甲基绿粉 2.0g 溶于 100mL 0.2mol/L 醋酸缓冲液（pH 4.8）中。甲基绿粉往往混合有影响染色效果的甲基紫，所以必须预先除去。其方法是将甲基绿粉溶于蒸馏水，装入分液漏斗中，加足量的氯仿用力振荡，静置，弃去含甲基紫的氯仿，再加入氯仿重复数次，至氯仿中无甲基紫为止，最后放入 40℃温箱干燥备用。

③ 1％派洛宁染液：派洛宁 1.0g 溶于 100mL 0.2mol/L 醋酸缓冲液（pH 4.8）中。

上述各种溶液预先配置完成，使用时将 2％甲基绿染液和 1％派洛宁染液以 5∶2 的比例混合即成。该溶液须现配现用，不宜久置。

（2）Carnoy 固定液：无水乙醇 6 份，氯仿 3 份，冰醋酸 3 份。使用前现配。

（3）80％乙醇。

（4）纯丙酮。

【操作步骤】

1. 洋葱表皮细胞内的 DNA、RNA 的显示

（1）切开洋葱鳞茎，用镊子轻轻撕下洋葱鳞片的内侧面膜状的半透明内表皮，用剪刀剪下一小块（约 4mm^2 大小）置于玻片上。

（2）用吸管吸取甲基绿-派洛宁染液，滴一滴于洋葱表皮上，染色 30～40min。

（3）用吸管吸取一滴蒸馏水冲洗表皮，并立即用吸水纸吸干，因为派洛宁易脱色。

（4）盖上盖玻片，置显微镜下进行镜检。

2. 蟾蜍血涂片红细胞内的 DNA、RNA 的显示

（1）制备蟾蜍血涂片。

（2）固定：将晾干的涂片于 Carnoy 固定液中固定 10～30min。

（3）80％乙醇浸洗 2～3min。

（4）蒸馏水洗数次（每次 1～2min），晾干。

（5）染色：将血涂片平放在染色架上，用吸管吸取甲基绿-派洛宁染液，滴数滴于血标本上，染色 10～20min。

（6）冲洗：用蒸馏水冲洗。除去片上的浮色，并用滤纸吸干多余的水分。

（7）分化：将血涂片浸入纯丙酮中分化片刻（时间要少于 1s，以免分化过度），取出晾干。

（8）中性树胶封固或直接镜检。

【结果观察】

洋葱表皮细胞内的 DNA、RNA 的显示：可见细胞质和核仁呈淡红色或红色，说明细胞内的 RNA 主要存在于细胞质内；而细胞核染成了绿色，说明细胞内的 DNA 主要存在于细胞核内（图 4-5）。

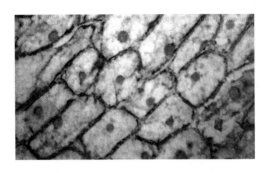

图 4-5　洋葱表皮细胞内的 DNA、RNA

　　蟾蜍血涂片红细胞内的 DNA、RNA 的显示：光镜下可见细胞核呈绿色，细胞质呈红色，说明 DNA 主要分布于细胞核中，RNA 主要分布于细胞质中（图 4-6）。

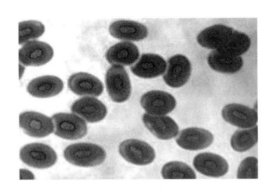

图 4-6　蟾蜍血涂片红细胞内的 DNA、RNA

【注意事项】

　　（1）本实验的关键是使细胞中的 DNA 和 RNA 同时呈现不同的颜色，这与操作过程和试剂的使用密切相关，需要特别注意的是：①派洛宁易溶于水，在用蒸馏水漂洗盖玻片时要严格控制时间，并注意观察颜色变化，防止过度脱色。②丙酮在本实验中起分色作用，目的是使两种颜色均能清晰显示。分色效果主要受时间影响，染色试剂的批次、细胞的种类和状态不同时，需要的分色时间通常会有差别。在实际操作时，可先以短时间进行预试，或预设不同时间进行试验，把握好这一环节，通常可以得到较好的结果。

　　（2）本实验采用盖玻片培养细胞，因此在整个操作过程中，应注明盖玻片的正反面，防止破坏细胞面。

【思考题】

　　简述细胞内 DNA 和 RNA 显示的实验原理。

【案例讨论】

患者，女，15 岁。因头晕、头痛、贫血 10 余年，双侧大腿和臀部疼痛 1 天就诊。患者自幼经常出现头晕、头痛等贫血症状，体质较差，容易患感冒，且贫血逐渐加重。1 天前突然出现双侧大腿和臀部疼痛，并且疼痛逐渐加重，服用布洛芬不能缓解。否认近期有外伤和剧烈运动史。家族其他成员没有类似表现。体格检查：体温 36.8℃，睑结膜、口唇稍微苍白，双侧大腿外观无异常。

辅助检查：①外周血红细胞：血红蛋白 70g/L（正常值 110～150g/L），网织红细胞计数 14%（正常 0.5%～1.5%）；红细胞大小不均，呈多染性，嗜碱性点彩红细胞增多，可见有核红细胞、靶形红细胞、异形红细胞及 Howell-Jolly 小体，部分红细胞呈镰刀形，镰变试验阳性。②骨髓：红系显著增生。③红细胞半衰期测定：红细胞生存时间 15 天（正常为 28±5 天）。④血红蛋白电泳：HbS 占 82%，HbF 占 17%（正常 1%～2%），HbA2 占 1%（正常 1%～2%），HbA 缺如（正常为 95% 以上）。

诊断：镰状细胞贫血。

分析思考：

1. 镰状细胞贫血的发病机制是什么？

2. 如何从镰状细胞贫血的发病机制理解"蛋白质结构与功能的关系"？

3. 什么是蛋白质的一级结构？

4. 本病的发病机制充分说明了蛋白质的结构和功能的关系，查阅相关资料，回答本病的发生是蛋白质的几级结构出现了变异，从而导致患者血红蛋白空间构象发生改变，使正常双凹圆盘状的红细胞变为镰刀状的红细胞。

（况花荣）

第五章 >>

细胞生理

📖 **课程思政**

　　细胞要维持正常的生命活动需要通过细胞膜与外部环境之间进行物质、信息等的交流与互换。同理，国家的发展也需要加强国与国之间的交流和合作。我们要熟悉习近平总书记提出的共建"一带一路"的内容和思政内涵。我们不仅要积极引进先进技术，同时也要鼓励好的文化、企业和科技走出国门。建设"一带一路"，将让中国与世界更加紧密地联系在一起，推动更多国家和地区开展全方位合作，共克时艰、共创辉煌。这充分展示了中国主动参与国际事务的积极姿态和负责任的大国形象，表明中国将在力所能及的范围内承担起应负的责任与义务，为世界和平、繁荣与稳定作出更大贡献。可借此培养学生的爱国主义情操和理念。

细胞膜又称质膜,是包围在细胞质表面的一层薄膜,它将细胞中的物质与外界环境隔开,维持细胞特有的内环境。细胞膜以双层脂分子为结构骨架,蛋白质以多种形式与脂双层结合。细胞膜具有两个基本特性:不对称性和流动性。细胞膜是一种半透膜,可选择性地控制物质进出细胞,在调节细胞内外物质运输和信号传递等生命活动中起着非常重要的作用。

细胞吞噬是机体某些类型细胞的一种重要的生命活动。如高等动物体内的巨噬细胞、单核细胞和中性粒细胞,能识别入侵的病原体和异种细胞并将其吞噬和清除,是机体非特异性免疫功能的重要组成部分。当机体受到病原微生物或其他异物侵入时,受感染的细胞和其附近的细胞会释放某些信号分子(如趋化因子),这些物质向四周扩散形成浓度梯度。巨噬细胞具有趋化性,可在受到这些信号分子刺激后,逆浓度梯度运动,聚集到产生和释放这些化学物质的部位,随后将病原体或受感染细胞吞入胞质,形成吞噬泡。吞噬泡在细胞内与溶酶体融合,溶酶体内的各种水解酶将病原体或异物消化分解。此外,巨噬细胞可将消化后的病原微生物蛋白片段进行加工,并递呈给 T 细胞,激活机体特异性免疫应答。

实验一　细胞吞噬

【实验目的】

1. 观察巨噬细胞的吞噬作用，了解巨噬细胞体外吞噬的基本过程。
2. 了解吞噬作用在机体免疫应答中的作用。

【实验原理】

巨噬细胞来源于血液中的单核细胞，当病原微生物或其他异物侵入机体时，巨噬细胞借助其趋化性，便向异物处聚集并将异物内吞入胞质，形成吞噬泡，然后在胞内与溶酶体融合将异物消化分解。实验前 2 天向小鼠腹腔注射淀粉肉汤，可刺激大量巨噬细胞向腹腔迁徙，巨噬细胞吞噬含台盼蓝的淀粉肉汤后，台盼蓝进入吞噬体和溶酶体，在细胞内形成多个蓝色颗粒。可借此辨别巨噬细胞和鸡红细胞。

【实验用品】

1. **器材**　离心机、离心管、显微镜滴管、1mL 注射器、载玻片、盖玻片、剪刀、镊子、吸水纸、擦镜纸、天平、高压灭菌器等。

2. **材料**　1％鸡红细胞悬液、小鼠。

1％鸡红细胞悬液：在公鸡翼下静脉抽取 1mL 鸡血与 4mL Alsever 液混合，置 4℃ 保存备用（1 周内使用）。使用前加入 0.9％ 生理盐水 1500r/min 离心 10min，洗涤 2 次。再用生理盐水配成 1％ 的鸡红细胞悬液。

3. **试剂**　6％淀粉肉汤（含 0.3％台盼蓝）、Alsever 液、0.9％生理盐水。

（1）6％淀粉肉汤（含 0.3％台盼蓝）：称取牛肉膏 0.3g、蛋白胨 1g、台盼蓝 0.3g、氯化钠 0.5g，溶于 100mL 双蒸水中。水浴加热，再加入可溶性淀粉 6.0g，混匀，高压蒸汽灭菌，置 4℃ 保存。

（2）Alsever 溶液：取葡萄糖 2.05g、枸橼酸钠 0.8g、氯化钠 0.42g 溶于 100mL 蒸馏水中，调 pH 至 6.1，高压蒸汽灭菌，置 4℃ 保存。

（3）0.9％生理盐水：称取 0.9g NaCl 溶于 100mL 蒸馏水中，高压蒸汽灭菌，室温保存。

【操作步骤】

1. 实验前 2 天，每天给每只小鼠腹腔注射 1mL 6％淀粉肉汤（含台盼蓝）。
2. 鸡翼下静脉取血后，加生理盐水离心 2 次，然后根据获得的红细胞的体积加入适量的生理盐水，调整鸡红细胞浓度至 1％。
3. 实验时向小鼠腹腔注射 1mL 1％鸡红细胞悬液，轻揉其腹部，使鸡红细胞分散。
4. 25min 后，向小鼠腹腔注射 1mL 生理盐水。
5. 5min 后用颈椎脱臼法处死小鼠，剖开腹腔，用注射器或滴管直接吸取腹腔液。
6. 在干净的载玻片中央滴加一滴腹腔液，盖上盖玻片，制作临时制片，静置片刻镜检。

【结果观察】

先在低倍镜下找到细胞，转高倍镜下分辨鸡红细胞和巨噬细胞。

高倍镜下观察，可见许多大的圆形或形状不规则的巨噬细胞，在其细胞质中有数量不等的蓝色圆形小颗粒（为细胞吞入含台盼蓝的淀粉肉汤所形成的吞噬泡），还可见到少量淡黄色，圆形或椭圆形的鸡红细胞。慢慢移动玻片仔细观察，可以看到巨噬细胞正在吞噬鸡红细胞过程中不同阶段的情景。

【注意事项】

向小鼠腹部注射生理盐水时注意不要刺伤内脏。

【思考题】

1. 为什么在实验前 2 天每天给小鼠腹腔注射含台盼蓝的可溶性淀粉肉汤？
2. 淀粉肉汤和台盼蓝在实验中各有什么作用？

【案例讨论】

患者，女，24 岁，因 2 天前用力挤压右眼眉头处痘痘，致该处皮肤红肿溃烂伴剧痛 2 天，双眼肿痛 1 天。自服抗生素未见好转，遂来诊。既往体健，无系统疾病病史及药物过敏史。

体格检查：一般状况好，体温 39℃，右眼眉头处皮肤红肿弥漫，界限不清，有数个脓栓，中央破溃坏死。双眼红肿。其他系统检查未见异常。

辅助检查：白细胞 $21 \times 10^9 / L$，中性粒细胞 0.90（90%）。

诊断：蜂窝织炎。

请查阅相关资料，并回答以下问题：

1. 蜂窝组织中有哪几种细胞成分？

2. 中性粒细胞具有什么特性和功能？

3. 机体感染后中性粒细胞数量和形态有什么变化？

（邓　婷）

实验二　细胞膜的通透性

【实验目的】

1. 通过细胞溶血试验，对细胞膜通透性进行观察，熟悉细胞膜选择性通透的生理特性。
2. 了解溶血现象及其发生机制。

【实验原理】

细胞膜是一种半透膜，可对进出细胞的物质进行选择性通透。

根据相似相溶原理，高脂溶性物质容易穿越脂双分子层，分子量越小、脂溶性越强，通过脂双层膜的速率越快。不带电荷的极性小分子如水、乙醇和尿素也能通过脂双层，但甘油等较大的分子物质通过较慢。一些亲水性的物质，如葡萄糖、氨基酸和无机盐等不易透过细胞膜。

将红细胞置于各种等渗液中，由于细胞膜对各种溶质选择性通透能力不同，有的溶质分子可透入细胞膜，并使细胞内的盐浓度高于细胞外，产生渗透压，导致水的摄入，当红细胞膨胀到一定极限时，细胞膜胀破，产生溶血现象。有的溶质分子则不能透入细胞膜，红细胞不破裂。由于能透入细胞膜的溶质分子其透入细胞的速度各不相同，溶血反应发生的时间也长短不一。

【实验用品】

1. **器材**　吸管、试管、试管架、移液管（5mL、1mL）、吸水纸、记号笔、注射器、小烧杯。
2. **材料**　10％兔红细胞悬液。
3. **试剂**　0.17mol/L 氯化钠、0.17mol/L 氯化铵、0.17mol/L 硝酸钠、0.12mol/L 硫酸钠、0.12mol/L 草酸铵、0.32mol/L 葡萄糖、0.32mol/L 乙醇、0.32mol/L 甘油、生理盐水、肝素。

【操作步骤】

1. 取 1 个 10mL 注射器吸取少量肝素，将注射器内壁均匀浸湿，并将多余的肝素去掉。

从家兔心脏采集兔血 10mL，用生理盐水制成 10% 的红细胞悬液，放入小烧杯中备用（本步骤由教师完成）。

2. 取 9 支试管放入试管架中，编号，用 5mL 移液管按顺序分别向管中加入已配好的试剂各 3mL：①H_2O；②0.17mol/L 氯化钠；③0.17mol/L 氯化铵；④0.17mol/L 硝酸钠；⑤0.12mol/L 硫酸钠；⑥0.12mol/L 草酸铵；⑦0.32mol/L 葡萄糖；⑧0.32mol/L 乙醇；⑨0.32mol/L 甘油。

3. 用 1mL 移液管分别向上述试管中加入 10% 兔红细胞悬液 0.3mL，振摇均匀，注意观察。

【结果观察】

将实验结果记录于表 5-1 中。

表 5-1　溶血现象记录表

试管编号 （红细胞悬液 0.3mL）	加入物质(3mL)	是否溶血	溶血时间	现象记录
1	H_2O			
2	0.17mol/L 氯化钠			
3	0.17mol/L 氯化铵			
4	0.17mol/L 硝酸钠			
5	0.12mol/L 硫酸钠			
6	0.12mol/L 草酸铵			
7	0.32mol/L 葡萄糖			
8	0.32mol/L 乙醇			
9	0.32mol/L 甘油			

【注意事项】

（1）各种不同溶液的移液管不可混用，严格分开，这是实验成功的关键。

（2）观察是否溶血时，必须在加入溶液后立即记下时间，继续观察至溶血产生，再记下时间，尽量减少计时误差。

【思考题】

1. 物质通过细胞膜的方式有几种？

2. 细胞膜选择性透过的物质基础是什么？

3. 对上述溶液的溶血作用时间进行排序，并对以上实验观察结果进行分析。

【案例讨论】

患者，女，35 岁。30 余年前，患者双侧臀部出现黄色结节。结节逐渐增多增大，陆续出现于双侧肘部、右手中指近端指间关节伸侧、左踝内侧、双侧足跟、双侧膝关节伸侧、眼睑等多部位，质软、大小不等，最大达 10cm×8cm，左侧桡动脉无脉症。17 年前，患者出现发作性胸骨后疼痛，活动和情绪激动时加重，休息后缓解，活动耐力逐渐下降。6 年前，患者胸痛症状加重，伴头晕、视物模糊及发作性黑矇，其兄亦有类似症状。

生化结果提示胆固醇 18.59mmol/L，低密度脂蛋白胆固醇 16.08mmol/L，高密度脂蛋白胆固醇 0.86mmol/L。冠脉造影提示左主干开口 90％狭窄，前降支全程弥漫性轻-中度狭窄，右冠脉近心段狭窄 80％，中段闭塞。全脑血管、主动脉弓及双侧肾动脉造影提示，左侧锁骨下动脉及左侧椎动脉开口串联型次全闭塞，左侧颈总动脉胸腔段闭塞；右侧颈总动脉长段串珠样重度狭窄，右侧颈外动脉闭塞，右侧锁骨下动脉起始部重度狭窄，右侧肾动脉起始部重度狭窄。（病例摘自《医学论坛报》）

临床诊断：家族性高胆固醇血症（FH）、冠心病心绞痛、多动脉狭窄。

请查阅相关资料，并回答以下问题：

1. 家族性高胆固醇血症发病的主要原因是什么？

2. 低密度脂蛋白（LDL）是如何进行穿膜运输的？

（邓　婷）

第六章 >>
细胞分裂

2001 年度诺贝尔生理学或医学奖颁给了美国西雅图弗瑞德·哈钦森癌症研究中心的利兰·哈特韦尔、英国伦敦皇家癌症研究基金会的保罗·纳斯和蒂姆·亨特三位科学家，以表彰他们"发现细胞周期的关键调节因子"。这三位科学家的研究工作有着一定的连贯性，为揭示细胞周期调控的分子机理作出了共同的贡献。利兰·哈特韦尔是最早关注细胞周期的人，并试图探究其控制机理。在他 10 岁左右的时候，就对一些事物有着强烈的好奇心，常常采集动物标本像蝴蝶、青蛙、蛇和蜘蛛等，了解一些他感兴趣的问题。大学期间他主修物理学，但不时听生物学的讲座，特别是选修了噬菌体遗传学后，他对生物学有了一定的了解。另外，他自己花大量的时间学习化学、生物化学和遗传学，并阅读了噬菌体遗传学和基因调控的相关原始文献。正如他自己所说的："我研究的冲动来自想对癌症的了解，希望搞清楚控制细胞分裂的基因。"他最后发现了从酵母到青蛙到人体的所有真核生物体的细胞分裂机制。而细胞分裂的规则，即细胞何时和怎样增殖或变化，这一过程又怎样出错，可以帮助人类了解癌细胞突变和开发预测、控制或转变这种癌变的方法。科学研究要有专一性、连续性和韧性，选定一个科研方向后坚持不懈地研究下去，最终才会有收获，对待科学我们要像利兰·哈特韦尔一样，坚持不懈，结合自己的兴趣，创造学术的辉煌。

生物的一个重要特征就是能复制自己，而生物体复制的基础就是细胞的复制，或者说细胞的分裂。在生物的生长、繁殖和修复损伤部位的过程中都需要进行细胞的分裂。

细胞分裂是细胞生命活动的重要特征之一，指一个亲代细胞形成两个子代细胞的过程。通过细胞分裂，亲代细胞的遗传物质和某些细胞组分可以相对均等地分配到两个子代细胞中。这有效地保证了生物遗传的稳定性。细胞分裂与新个体的发生，以及与个体器官组织的维持和更新密切相关。在单细胞生物（如细菌、酵母等）中，细胞分裂是其个体繁衍的重要方式，在高等生物中，经过多次细胞分裂生成成熟的性细胞，这些性细胞之间的有性生殖导致受精卵产生，新的生命个体由此出现。细胞分裂构成了多细胞生物个体生长的基础，从受精开始到个体成熟的整个发育进程中，细胞需经历多次分裂，最终形成机体的器官和组织中数量庞大的细胞群体。细胞分裂在维持和更新个体正常组织中也具有重要的作用，在成体动物的皮肤、骨髓、肠上皮等器官组织中存在一些具有潜在分裂能力的原始细胞，如表皮基底层和毛囊中的干细胞，骨髓造血干细胞和肠上皮干细胞等。通过这些细胞的分裂可以适时地生成大量的新的分化成熟细胞，以替代因生理性衰老而死亡的细胞，这样，既使组织器官的细胞组成得到自我更新，也使细胞的数量保持恒定，维持了器官组织的正常功能。此外，在机体创伤后的组织修复和再生等活动中都存在大量的细胞分裂现象。

细胞分裂的过程总是呈周期性进行：亲代分裂产生子代细胞；子代细胞经历一系列规律的细胞内生物化学变化，包括遗传物质的复制和特定蛋白质的合成等准备过程，并伴有细胞形态学的改变；然后子代细胞的分裂过程开始。通常将细胞从上次分裂结束到下次分裂结束所经历的规律性变化过程称为一个细胞周期。

细胞分裂的方式主要包括有丝分裂、减数分裂及无丝分裂三种，在分裂过程和子代细胞的遗传特性等方面具有不同特征。有丝分裂也称间接分裂，是高等真核生物的体细胞分裂的主要方式，是细胞分裂的一系列事件连续发生和发展的过程，包括细胞核分裂和胞质分裂。减数分裂是一种特殊方式的有丝分裂，仅在配子形成过程中发生。

本章学习有丝分裂、减数分裂、染色体制备和形态观察。

实验一　细胞有丝分裂的制片及观察

【实验目的】

1. 初步掌握植物细胞有丝分裂临时压片的方法。
2. 通过对动植物细胞有丝分裂标本的观察，掌握细胞有丝分裂过程中各个时期的主要特点。
3. 了解动植物细胞有丝分裂过程的主要区别。

【实验原理】

细胞分裂的方式主要有无丝分裂、有丝分裂和减数分裂三种，其中有丝分裂是高等真核生物增殖的主要方式。在有丝分裂时，细胞核内染色体发生明显的有规律的变化。有丝分裂过程包括形成有丝分裂器，一系列复杂的核的变化，染色体和纺锤体的出现，以及它们平均分配到每个体细胞的过程。根据形态学特征，将其划分为前期、中期、后期和末期四个阶段，但各阶段之间没有明显界限，这是一个连续变化的过程。各种生物染色体在数目上和形态上是相对恒定的，并随科属种的不同而具有一定的特征。有丝分裂在处于增殖状态的组织中广泛存在，根据这一现象，取分裂旺盛的组织如植物的根尖、动物的骨髓细胞、胚胎细胞进行特殊处理，制成光镜切片或压片，在显微镜下即可对有丝分裂进行观察和分析，从而掌握各分裂时期的形态特点及变化规律。马蛔虫受精卵细胞中只有 6 条染色体，而洋葱体细胞的染色体为 16 条，它们都具有染色体数目少的特点，所以便于观察和分析。

【实验用品】

1. **器材**　普通光学显微镜、盖玻片、载玻片、吸水纸、剪刀、镊子、解剖针、吸管、小平皿、小烧杯、蜡笔、带橡皮头铅笔、恒温水浴箱、酒精灯、刀片、标签纸等。
2. **材料**　新鲜洋葱根尖标本、洋葱根尖纵切片、马蛔虫子宫横切片。
3. **试剂**
（1）Carnoy 固定液（无水乙醇：冰醋酸＝3：1）。

（2）1mol/L HCl。

（3）70％乙醇、85％乙醇、95％乙醇、无水乙醇。

（4）改良苯酚品红染色液的配制：

母液A：称取3g碱性品红，溶于100mL 70％乙醇中，此液可于4℃冰箱中长期保存。

母液B：取A液10mL，加入90mL 5％苯酚水溶液，2周内使用。

取B液45mL，加入6mL冰醋酸和6mL 37％甲醛。此为苯酚品红染色液。

取苯酚品红染色液10mL，加入90mL 45％的乙酸和1.8g山梨醇。放置2周后，染色效果较好。此液即为改良苯酚品红染色液。

【操作步骤】

1. 洋葱根尖细胞有丝分裂的临时制备

（1）材料选择：制备植物细胞的染色体标本，在取材上必须选择细胞分裂较旺盛，而且取材较方便的组织作为实验材料。高等植物有丝分裂主要发生在根尖、茎尖生长点及幼叶等器官的分生组织（分生区），其中根尖是最常用的材料；根尖取材容易，操作和鉴定也比其他器官与组织方便；实验室内采用种子萌发后所长出的新鲜幼嫩根尖，不受植物生长季节的影响和限制，并且可以大量获得。洋葱根尖是细胞进行有丝分裂最旺盛的地方。在有丝分裂过程中，细胞要发生一系列的变化，其中最明显的是染色体所发生的变化。洋葱染色体大，数目少，共有8对（$2n=16$），制片较简单，容易观察。洋葱是研究有丝分裂染色体形态结构变化的一种好材料。

（2）实验步骤

① 取材：选择新鲜、健康、根原基发育较为完整的洋葱鳞茎，用刀片适当削去根部的木栓组织，置于盛满清水的小烧杯里（水的高度要求与洋葱底部正好接触），使根茎部与水接触，在25℃左右培养使其生根。每天换水1～2次，保证水的清洁。一般3天左右，鳞茎长出不定根，即可获得实验所需材料。待根尖长到2cm左右时，在晚12时至1时或中午12时左右剪去根尖约1cm备用。低温预处理：根尖浸于蒸馏水内，1～4℃低温处理24h。

预处理主要是通过抑制和破坏纺锤丝的形成来获得更多中期分裂象的细胞，同时使染色体缩短和分散，便于压片和观察。

② 固定：材料经预处理以后，用蒸馏水冲洗2次，然后投入Carnoy固定液中固定4h。

固定的目的：

a. 迅速防止细胞死亡后的变化，如自溶、腐败等，尽量保持生长状态结构；

b. 使细胞中的蛋白质、脂肪等成分转变为不溶性物质，以保持生前的形态；

c. 使组织内各种物质成分产生不同的折光率，便于观察和鉴定；

d. 不同组织成分对染料有不同的亲和力，便于染色；

e. 防止细胞过度收缩或膨胀，失去原有的形态结构。

③ 保存：将固定好的材料分别放入 95％乙醇和 85％乙醇中各 30min，最后在 70％乙醇中 4℃保存，约可保存半年。

④ 解离：取出根尖放在 1mol/L 的 HCl 中，于 60℃恒温条件下（最好在恒温水浴箱中进行）水解 8min，待根尖发白变软后取出，蒸馏水洗 3 次。

解离目的：植物细胞的细胞壁对细胞形态和结构起支撑和保护作用，分生组织的细胞壁结构将分生细胞结合成一个整体，因此在压片之前需要采用适当方法软化或部分分解细胞壁使细胞间易于分离，这一操作称为解离。同时，解离也可适当清除部分细胞质，使细胞质背景趋于透明化，便于观察染色体。

⑤ 染色：解离后吸出 HCl，蒸馏水洗 2 次，每次 15min。将处理好的根尖放在载玻片中间，切去根冠，从乳白色分生组织切取尽可能薄的一片，滴上 1～2 滴改良苯酚品红染色液，5～10min 后，盖上盖玻片。

⑥ 压片：在盖玻片上铺上吸水纸，用左手一个手指压住盖玻片的一角，右手用带橡皮头的铅笔/镊子垂直敲打，或以拇指垂直紧压盖玻片（压片必须用力适当，注意勿使盖玻片移动），使材料分散压平，便于观察。

⑦ 镜检：通常染色清晰而又分散得很好的分裂象只是少数，因此压片后要认真仔细地进行镜检。先用低倍镜找到处于有丝分裂不同时期的细胞，换用高倍镜观察，可以看到染色质或染色体被染成紫红色，细胞质不着色。注意：在镜检后，选择理想的分裂细胞，再在这个细胞附近轻轻敲打，使重叠的染色体渐渐分散，就能得到理想的分裂象。

2. 动植物切片标本的有丝分裂观察　取洋葱根尖纵切片和马蛔虫子宫横切片置于光学显微镜下观察有丝分裂各期染色体形态及其特征。

【结果观察】

1. 洋葱根尖细胞有丝分裂的观察　洋葱根尖压片和洋葱根尖切片先在低倍镜下观察，寻找生长区（图 6-1），这部分的细胞分裂旺盛，大多处于分裂状态，此处细胞形状呈方形，排列紧密，染色较深。转换高倍镜仔细观察不同分裂时期的细胞形态特征。通过光学显微镜可观察到有丝分裂各期染色体形态及其特征（图 6-2）。

（1）间期：细胞核内染色质分布均匀，细胞核完整，核内可见数个核仁。

（2）前期：细胞核膨大，核中染色质浓缩成染色丝，并逐渐缩短变粗，形成具有一定形态的染色体。前期末，核膜、核仁逐渐消失。

（3）中期：染色体更短更粗，聚集排列在细胞的中央形成赤道板。到中期末，每条染色体已纵裂为二，但未完全分开，着丝粒尚未分开。

（4）后期：着丝粒纵裂，形成的两组染色单体分别向细胞两极移动。

（5）末期：到达两极的染色体解螺旋、伸长变细成为染色丝，最后形成染色质。核膜、核仁重新出现，最后细胞横缢，两个子细胞形成。

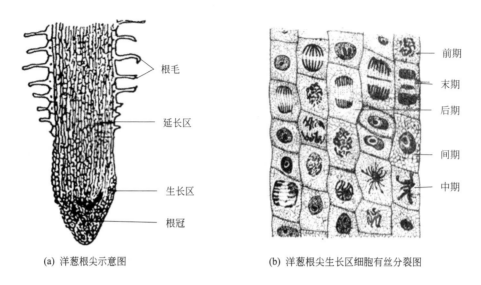

(a) 洋葱根尖示意图   (b) 洋葱根尖生长区细胞有丝分裂图

图 6-1　洋葱根尖细胞有丝分裂

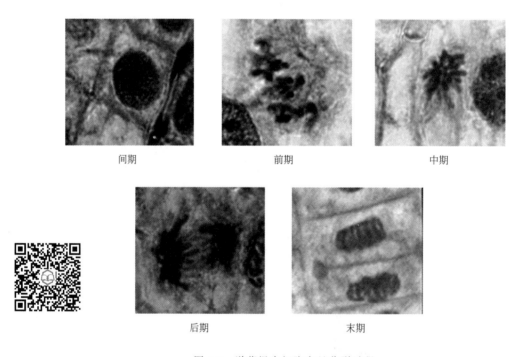

间期　　　　　　前期　　　　　　中期

后期　　　　　　末期

图 6-2　洋葱根尖细胞有丝分裂过程

　　2. 观察马蛔虫受精卵细胞有丝分裂永久制片　观察马蛔虫的子宫切片。马蛔虫子宫腔内充满了处于有丝分裂不同时期的受精卵细胞。取马蛔虫子宫切片标本在低倍镜下观察，可见子宫周边为子宫腔，腔内有许多近似圆形的结构为卵囊，在卵囊的中央即为处于不同发育阶段的受精卵细胞。每个受精卵细胞由厚膜包围，呈灰色，称受精膜。受精卵细胞在膜内进行分裂，此膜在发育早期紧贴细胞质，在较晚期与分裂球之间出现清亮的间隙，称围卵腔，这是由于分裂球收缩形成的。受精卵细胞即悬浮于围卵腔中。细胞膜的外面或卵囊的内面可见有极体附着。选择处于有丝分裂状态的受精卵细胞，转换高倍镜仔细观察各个时期的图像（图6-3）。

（1）间期：细胞质内有两个近圆形的细胞核，一为雌原核，另一为雄原核。两个原核形态相似不易分辨，核内染色质分布比较均匀，核膜、核仁清楚，细胞核附近可见中心粒存在。

（2）前期：雌、雄原核相互趋近，染色质逐渐浓缩变粗形成染色体，核仁消失，最后核膜破裂、染色体互相混合，两个中心粒分别向细胞两极移动，纺锤体开始形成。

（3）中期：纺锤体形成，染色体聚集排列在细胞的中央形成赤道板，由于细胞切面不同，此期有侧面观和极面观的两种不同现象。侧面观染色体排列在细胞中央，两极各有一个中心体，中心体之间的纺锤丝与染色体着丝点相连；极面观由于染色体平排于赤道面上，六条染色体清晰可数，此时的染色体已纵裂为二，但尚未分离。

（4）后期：纺锤丝变短，纵裂后的染色体被分离为两组，分别移向细胞两极，细胞膜开始凹陷。

（5）末期：移向两极的染色体逐渐解螺旋，恢复染色质状态，核膜、核仁重新出现，最后细胞膜横缢，两个子细胞形成，末期纺锤体形成。

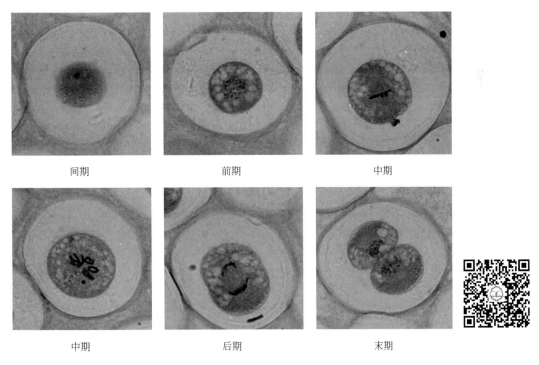

间期	前期	中期
中期	后期	末期

图6-3 马蛔虫受精卵细胞有丝分裂过程

【注意事项】

（1）根尖培养的好坏是本实验能否成功的关键之一，实验前准备足够的种子发根，只剪主根，以保证能得到尽可能多的分裂象。取材要取分生区，尽量要小，避免细胞紧贴在一起，致使细胞和染色体没有伸展的余地。

（2）解离后水洗要彻底，否则不易着色。

（3）敲片一定要用力均匀，不能太用力敲，否则会敲破盖玻片，也不能用力太小，否则细胞不能分散开。压片时用拇指垂直瞬间用力往下压，这样得到的染色体才能在一个水平面上。

（4）酸解的温度和时间要控制好。温度过低或时间过短，酸解不够，染色会过浅；温度过高或时间过长，造成酸解过度，流离的核酸分子扩散到细胞质中，造成染色不均一。

【思考题】

1. 简述洋葱根尖压片的操作过程。

2. 试述洋葱根尖细胞的有丝分裂与马蛔虫受精卵细胞的有丝分裂的差别。

3. 绘制洋葱根尖细胞有丝分裂间期、前期、中期、后期和末期图像，并说明各个时期的特征。

【案例讨论】

患者，女，38 岁。7 个月前伴发头晕乏力，间歇性齿鼻出血、尿出血就诊。因近 3 天来乏力明显而就诊。

体格检查：贫血貌，全身淋巴结未扪及肿大。症状见齿鼻出血较明显、四肢有出血点，伴烦躁、口干、干咳、头晕不适、食欲不振、失眠多梦。

辅助检查：血红蛋白 61g/L，红细胞 2.47×10^{12}/L，血小板 20×10^9/L。

诊断：再生障碍性贫血。

分析思考：

1. 您身边有类似疾病的患者吗？

2. 该病的发病基础是什么？

3. 细胞增殖与组织再生的关系是什么？

（郭　丹）

实验二 细胞减数分裂的制片及观察

【实验目的】

1. 通过蝗虫精巢细胞减数分裂标本的制备，了解动物细胞减数分裂标本的制备方法。
2. 观察减数分裂标本片，熟悉动物细胞减数分裂的基本过程及各期的形态特征。

【实验原理】

减数分裂的主要特征：染色体只复制一次，而细胞连续进行两次核分裂，产生 4 个子代细胞，每个子代细胞染色体数目比亲代减少一半，由 $2n$ 变为 n。当配子通过受精作用结合时，雌雄配子融合为合子，染色体数目又恢复到母细胞的二倍数（$2n$）。例如，在人类精子中含 23 条染色体，卵子含 23 条染色体，受精后形成的合子含 23 对或 46 条染色体。这样在物种延续的过程中确保了染色体数目的恒定，从而使物种在遗传上具有相对的稳定性。在减数分裂过程中，同源染色体发生配对和分离，非同源染色体重新组合，同时还会发生部分同源染色体间的交换，结果使生殖细胞的遗传基础多样化，既保证了后代染色体数目的稳定，又使遗传基础发生许多新的变异，充分体现了遗传的三大规律在丰富基因的多样性中起着重要的作用。减数分裂是生物遗传与变异的细胞学基础。因为减数分裂发生于高等动植物的生殖细胞，所以常以动物的精巢做材料。标本经过特殊的处理、制片即可观察细胞减数分裂的过程，了解它的基本形态变化。

【实验用品】

1. **器材** 普通光学显微镜、盖玻片、载玻片、吸水纸、剪刀、镊子、大头针、解剖板、吸管、小平皿、小烧杯、蜡笔、带橡皮头铅笔、恒温水浴箱、酒精灯、刀片、标签纸等。
2. **材料** 蝗虫精巢。
3. **试剂** 乙醇、冰醋酸、Carnoy 固定液、改良苯酚品红染色液、45％乙酸。

【操作步骤】

1. **材料选择** 蝗虫精巢取材方便，标本制备方法简单，染色体数目较少，分裂过程清楚。蝗虫初级精母细胞染色体数 $2n=22+X$，经过减数分裂形成 4 个精细胞，每个精细胞染色体数为 $n=11+X$ 或 $n=11$（注：蝗虫的性别决定与人类不同，雌性有两条 XX 染色体，雄性为 XO，即只有一条 X 染色体，没有 Y 染色体），一般多采用它来研究、观察减数分裂染色体的形态变化。

2. **实验步骤**

（1）取样：以夏、秋两季采集为宜，因此时蝗虫精母细胞正处于减数分裂旺期。蝗虫雌雄个体易于区别，一般雄虫个体较小，其腹部末端为交配器，形似船尾，而雌体较大，腹部末端分叉。

（2）取材：将采集到的雄虫，用大头针固定在解剖板上，沿腹部背中线剪开体壁，将消化管背侧的浅黄色结构即精巢用镊子分离出来。

（3）固定：将取出的精巢立即放入 Carnoy 固定液中固定，固定 1～12h，其间用大头针小心分离精小管，加速固定，促进脂肪溶解。固定后分别用 95％乙醇和 85％乙醇各浸泡30min，最后放在 70％乙醇中，于 4℃冰箱中保存。

（4）染色：取固定好的精小管 2～3 条，置于干净载玻片中央，去除周围脂肪杂质。用45％乙酸处理 5min，用吸水纸吸干后，滴上改良苯酚品红染色液（或乙酸洋红），染色 10min。

（5）压片：在染色材料上盖上盖玻片，再在盖玻片上放一块吸水纸，用大拇指垂直在盖玻片上用力下压（压片时不要滑动盖玻片）使精小管破裂，细胞平展开，铺成单层。也可用带橡皮头的铅笔轻轻敲击盖玻片，使其成为单层细胞（敲击时勿使盖玻片移动）。吸去溢出的染液，即可观察。

【结果观察】

蝗虫精子发生减数分裂过程的镜下观察：先用低倍镜观察，找到一个好的分裂象时再转用高倍镜观察。蝗虫精巢由多条圆柱形的精小管组成，每条精小管由于生殖细胞发育阶段的差别可分成若干区，良好压片可见到从游离的顶端起始依次为精原细胞、精母细胞、精细胞及精子等各发育阶段的区域（图 6-4）。

（1）精原细胞：精原细胞位于精小管的游离端，胞体较小，由有丝分裂来增殖，其染色体较粗短、染色较浓。

（2）减数分裂Ⅰ：减数分裂Ⅰ是从初级精母细胞到次级精母细胞的一次分裂，分为前期Ⅰ、中期Ⅰ、后期Ⅰ和末期Ⅰ。通过光学显微镜可观察到各期变化特征。

① 前期Ⅰ：减数分裂的前期Ⅰ时间很长，此时期染色体逐步折叠、浓缩；同时出现非姐妹染色体的节段交换现象。依染色体的形态变化将前期Ⅰ划分为 5 个时期，即细线期、偶线期、粗线期、双线期和终变期。

细线期：细胞核膨大，染色质浓缩、凝聚成染色丝，将染色体上细长的丝称为染色线。染色线上有许多染色粒，形似念珠。DNA 虽然已经复制，但还看不出双线结构。此时由于染色体盘绕扭曲而分不清头尾。

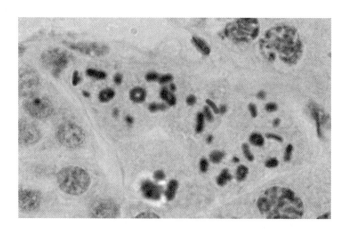

图 6-4 蝗虫精巢减数分裂

偶线期：同源染色体开始配对，同时出现极化现象，各以一端聚集于细胞核的一侧，另一端则散开，形成花束状。配对后的同源染色体形成二价体，但是尽管此时染色体比细线期清楚，但染色体仍很细长，所以也不能辨清染色体数目。

粗线期：染色体明显缩短变粗，同源染色体配对完毕，染色体纵向浓缩以及二价体或四价体变得明显。此时已经能够辨别染色体的头尾，因而可以进行染色体初步计数。

双线期：染色体进一步缩短，配对的同源染色体开始分开。由于在粗线期非姐妹染色单体之间发生过交换，同源染色体的相互吸引力消失，彼此有分开的趋势，但因两者相互交缠，有多点交叉，所以这时的染色体呈现麻花状。

终变期：染色体交叉数减少，染色体浓缩得最短，染色体呈现各种形状如"（）"形、"8"形、"X"形、"V"形，核仁、核膜消失，此时进行染色体计数十分方便。

② 中期Ⅰ：配对的染色体排列在赤道面上，纺锤体形成，同源染色体的着丝粒与细胞两端的纺锤体相连。这时的染色体组居细胞中央，侧面观呈板状，极面观呈空心花状。

③ 后期Ⅰ：由于纺锤丝的解聚变短，同源的两条染色体在纺锤体彼此分开，分别向细胞两极移动，每一极得到 n 条染色体、染色体数已减半。此时染色体的着丝粒尚未分裂，仍带着两个染色单体。由于雄性蝗虫的染色体数为 23，因此，其中一组为 11 条染色体，另一组为 12 条染色体（11＋X）。

④ 末期Ⅰ：染色体移到两极后聚集在一起，并逐步解旋而恢复到染色质状态。核仁、核膜重新出现，进行胞质分裂而形成两个子细胞，即次级精母细胞，这时每个新核所含染色体的数目只是原来的一半。

（3）减数分裂Ⅱ：经过一个简短的间期后，就进入第二次减数分裂。第二次减数分裂分为前期Ⅱ、中期Ⅱ、后期Ⅱ和末期Ⅱ。由于经过了第一次减数分裂，同源染色体已经分离、染色体数目已经减半，所以从形态上看第二次分裂的细胞体积较小，染色体数目少。

① 前期Ⅱ：与末期Ⅰ紧密相连，时间短暂。在形态上与末期Ⅰ相似。

② 中期Ⅱ：纺锤体再次出现，同一着丝粒连接的染色单体排列在赤道面上，形成赤道板。

③ 后期Ⅱ：着丝粒纵裂，因此两条姐妹染色单体分离，在纺锤体的牵引下染色单体向细胞两极移动。

④ 末期Ⅱ：染色体到达两极后，逐步解旋形成染色质，核仁、核膜重新出现，形成 4 个子细胞，细胞体积较小，形态与间期细胞类似，新细胞的核具单倍数的染色体组。经过生长、发育、变态过程，逐渐形成梭形的精子。

【注意事项】

（1）采集的蝗虫要正确辨认清楚雌雄，一般雄性个体较小，其腹部末端为交配器，形似船尾，而雌性个体较大，腹部末端分叉。

（2）必须选取合适发育时期的动物精巢，必须根据外部形态指标并结合镜检作出判断。

（3）压片时切不可搓动盖玻片。

（4）控制好染色时间。

【思考题】

1. 总结有丝分裂与减数分裂过程的异同点。

2. 减数分裂异常有何危害？

3. 减数分裂中染色体联会有何意义？

【案例讨论】

刘某，男，28 岁。婚后 5 年多未育，伴有神疲乏力、腰酸膝软、头晕耳鸣、性欲淡漠等。曾在院外检查：精子计数 $11 \times 10^9/mL$，活率 38%，液化时间 40min，畸形率 21%，活力 A 级 19%，活力 B 级 17%。

体格检查：双侧睾丸大小、质地正常，无压痛。

实验室检查：精子计数 $8.66 \times 10^6/mL$，活率 55.5%，活力 A 级 17.5%，活力 B 级 5.5%，畸形率 13.3%，抗精子抗体（－）。

诊断：①少精症；②弱精症。

分析思考：

1. 该病症的发病基础是什么？

2. 该病症是否会引起不育？引起不育的原因主要是什么？

3. 男性在日常生活中应该避免哪些导致精子发育异常的不良习惯？

（郭　丹）

实验三　动物骨髓细胞染色体的制备与观察

染色体是一种由 DNA、组蛋白、非组蛋白及 RNA 组成的核蛋白复合物，是遗传物质基因的载体。在细胞分离期，细丝状的染色质高度螺旋、折叠而缩短变粗，形成条状或棒状的特定形态，能用碱性染料染色，称为染色体；在间期核中伸展呈细丝状，形态不规则，弥散在细胞核内，称为染色质。染色体异常，将导致基因表达异常、机体发育异常。对染色体进行分析，准确识别每一号染色体，是临床上某些疾病诊断和病因研究的重要工具。

【实验目的】

1. 掌握动物骨髓细胞染色体制备技术。
2. 了解动物细胞的滴片方法。
3. 了解小鼠染色体的形态特征和染色体数目。

【实验原理】

小鼠骨髓细胞有高度的分裂活性，并且数量非常多，因此不必进行体外培养，可直接观察到分裂期细胞。处于分裂期的细胞经秋水仙素处理，阻断纺锤体丝的形成，使细胞分裂停止于中期，此时染色体达到最大浓度，具有典型的形态。低渗处理使细胞破裂，便于染色体分散。

该方法在临床上多用于白血病的研究，也可用于观察毒性物质对机体遗传物质——染色体损伤的状况。

小鼠染色体 $2n=40$，均为端着丝粒染色体，雄性为 XY，雌性为 XX。

【实验用品】

1. **材料**　小鼠。
2. **器材**　光学显微镜、恒温水浴箱、低速离心机、电子天平、搪瓷解剖盘、剪刀、镊子、纱布、注射器、针头、离心管、试管架、滴管、载玻片等。
3. **试剂**　Giemsa 染液原液、固定液（甲醇∶冰乙酸＝3∶1）、pH 7.2 磷酸缓冲液、0.1mg/mL 秋水仙素、0.075mol/L KCl 溶液、2％枸橼酸钠溶液。
4. **主要试剂配制**

（1）2％枸橼酸钠溶液：称取 10g 枸橼酸钠，加入 400mL 蒸馏水使其溶解，定容至

500mL，经高压蒸汽灭菌15min后在室温保存。

（2）Giemsa染液：Giemsa粉1g，分析纯甘油33mL，分析纯甲醇33mL。配制方法：将1g Giemsa粉放入研钵中，加入少量甘油，在研钵中研磨，直至无颗粒为止。然后将剩余甘油导入，在制成后的一周内，每天摇一摇Giemsa原液。一般2周后使用为好，可长期保存。工作液：临用时将储备液与pH 7.2磷酸缓冲液按照1：20混合。

（3）0.1mg/mL秋水仙素溶液：戴上手套称取1mg秋水仙素于无菌小瓶中，加入无菌8.5g/L NaCl溶液10mL，待完全溶解后，经过滤除菌分装后避光保存于4℃冰箱中。注意：秋水仙素有一定毒性，配制时需戴手套操作。

【操作步骤】

1. **秋水仙素处理** 取骨髓前3h先给小鼠腹腔注入秋水仙素，注射剂量为100pg/kg动物体重。

2. **取骨髓** 用损伤脊髓法处死小鼠，然后用剪刀剪开大腿上的皮肤和肌肉，取出大腿骨，用一小块纱布搓干净附在骨上的肌肉碎渣。剪掉股骨两端膨大的关节头，然后用注射器吸取5mL 2%枸橼酸钠溶液，插入股骨一端，将骨髓细胞冲洗至10mL的离心管中。可重复冲洗多次，直至骨髓腔呈白色为止。

3. **低渗处理** 将所获得的细胞悬浮液以1000r/min离心10min，吸去上清液，留0.2mL沉淀物，加0.075mol/L KCl溶液（37℃）至8mL，将细胞沉淀物吹散打匀，在37℃恒温水浴箱中静置25min。

4. **固定** 低渗处理后，立即加入1mL新配制且预冷的固定液，抽打均匀，然后1000r/min离心10min，弃上清液。沿管壁加固定液至6mL，吹散细胞后静止固定10min，即第一次固定。按上述条件离心，去上清液，再次加入固定液至6mL，进行第二次固定。10min后离心吸去上清液，留0.2mL沉淀，在沉淀物中滴加4滴固定液，冲匀制成细胞悬液。

5. **滴片** 取事先在冰箱中预冷的载玻片，从约15cm高处向每个载玻片上滴1~2滴细胞悬液于粘有冰水的载玻片上，晾干。

6. **染色** 将载玻片平放在支架上，用吸管吸取Giemsa工作液滴在玻片标本上，染色20min，流水冲洗后晾干。

7. **观察** 在光学显微镜下观察和分析。

【结果观察】

在低倍镜下观察，可见大量骨髓细胞中期染色体（图6-5）。因在制片时细胞膜已破裂，故大部分细胞见不到细胞质。高倍镜或油镜下观察：小鼠染色体共20对，都为端着丝粒染色体，形态呈"U"形。其中19对为常染色体，1对为性染色体，雄性为XY，雌性为XX，Y染色体最小且没有副缢痕。

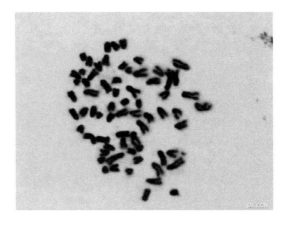

图 6-5　小鼠骨髓细胞染色体

【注意事项】

（1）掌握好秋水仙素的浓度和处理时间，浓度过高，处理时间过长，都会使染色体过分收缩，不利于形态观察。

（2）控制好离心的转速，一般以 1000r/min 为宜，转速过大，会造成细胞结块，不利于染色体伸展；转速过小，细胞不能充分沉淀，会造成细胞分裂象丢失。

（3）低渗处理是实验的关键，其目的是使细胞体积胀大，染色体松散。低渗处理时间过长，会造成细胞破裂，染色体丢失，不能准确计数。低渗处理时间不足，则细胞内染色体聚集一起，不能很好伸展开来，观察时无法区别和计数。

（4）固定液要现配现用，固定要充分。

（5）载玻片要洁净、无油脂和预先冰冻，滴片要有一定的高度，以利于细胞和染色充分分散。

【思考题】

1. 制备小鼠骨髓细胞染色体标本时，为什么要进行预固定？
2. 秋水仙素的作用是什么？

【案例讨论】

患者，男，29 岁。近 1 个月来出现面色苍白、全身乏力，洗澡时发现身上有多处自发性瘀斑，刷牙间歇性牙龈出血，量不多。1 周前，出现自发性鼻出血，量约 60mL，自行压迫后止住。3 天前出现高热、咽喉肿痛，自行服用退热药物无效来院就诊。护理体检：T 39.3℃，P 112 次/分，R 27 次/分，BP 128/87mmHg。贫血貌，全身皮肤散在瘀点、瘀斑，颈部和颌下可触及 1.0cm 大小淋巴结数枚，扁桃体 I 度肿大，咽部充血，胸骨有压痛，肝肋下 2.0cm，脾肋下 1.0cm。血液检查：RBC 2.0×10^{12}/L、Hb 7g/L、WBC 47×10^9/L、PLT 45×10^{12}L，血涂片发现幼稚淋巴细胞。

分析讨论：

1. 依据上述病历资料，可能的初步诊断是什么？

2. 还应做什么检查进一步确诊？

3. 染色体基本结构是什么？

4. 染色体的分类是什么？

（刘波兰）

第七章 >>
细胞凋亡的测定

📖 **课程思政**

　　领悟事物的发生、发展和消亡的普遍规律，关注人类健康问题，关注生物科学发展的热点，培养社会责任感和使命感，培养关爱生命的美好情感。细胞凋亡是保证生命健康发展的重要保障之一，如果细胞不再凋亡或凋亡异常，会导致癌症发生，因此需要科学对待细胞凋亡的发生，如同人的生老病死也是维持社会正常运转的关键因素之一。美国科学院院士王晓东在细胞凋亡领域做出了重大的发现，他和助手们借助科学的研究方法，发现了一种神秘的线粒体蛋白质 Smac，这种蛋白质可以打破肿瘤组织屏障，诱导肿瘤细胞发生细胞凋亡，对癌症治疗研究产生巨大推动作用。通过这个案例，以王晓东院士坚持科学研究方法、刻苦奋进、锲而不舍、越挫越勇、团结合作的优良品德作为价值引领，可培养学生的民族自豪感和文化自信，帮助学生树立为实现中华民族伟大复兴的中国梦而努力奋斗的理想信念。

细胞凋亡（apoptosis）是指细胞在一定的生理或病理条件下，受内在遗传机制的控制自动结束生命的过程，是一个主动的、高度有序的、基因控制的、一系列酶参与的过程。

诱导细胞凋亡的因素包括：①物理性因子，包括射线（紫外线、γ射线等）、较温和的温度刺激（如热刺激、冷刺激）等；②化学及生物因子，包括活性氧基团和分子、DNA和蛋白质合成的抑制剂、激素、细胞生长因子、肿瘤坏死因子α（TNF-α）、抗Fas/Apo-1/CD95抗体、乙酸、高渗透压和高盐浓度等。葡萄糖是酿酒酵母生长所必需的重要营养物质之一，但在其他营养元素缺乏的条件下，只用葡萄糖培养也可迅速诱导酿酒酵母的细胞凋亡。

凋亡细胞具有一系列不同于坏死细胞的形态特征和生化特征，据此可鉴别细胞的死亡形式。由于细胞凋亡的机制十分复杂，一般采用多种方法加以综合判断，同时不同类型细胞的凋亡分析方法有所不同，方法选择依赖于具体的研究体系和研究目的（表7-1）。

表7-1　凋亡细胞的检测方法

方法	细胞类型	特点	说明
形态学/细胞旋转	不限	简单、快速、低廉、储存无限制	略带主观性，但可靠
Hoechst染色	不限	极快，不能储存	略带主观性，但可靠
吖啶橙/溴化乙锭	不限	极快，不能储存	凋亡初期可用，略带主观性，但可靠
FACS/FSCxSSC	非贴壁细胞	简单，需及时进行	客观，仅能提示凋亡
FACS/PI吸收	非贴壁细胞	简单，需及时进行	客观，不能辨别凋亡与坏死；早期凋亡的细胞呈阴性
膜联蛋白V(锚定蛋白)	最好非贴壁细胞	快速简单；细胞可以被固定	并非所有细胞在膜整合损失前受PS影响；测定已知的显著性的反应
DNA片段(琼脂糖电泳)	不限	很快、低廉	定性，不能确定凋亡；某些细胞不适用
DNA片段(PI染色)	不限	很快、低廉	定量，用于估计凋亡程度
DNA片段(JAM分析)	循环细胞	低廉，适用于多种类混合细胞	定量，不能确定凋亡含量；不能用于所有细胞
TUNEL	不限	昂贵，耗时	定量，常被认为可靠（尽管应该结合形态学评价）
线粒体膜电位损失	不限	低廉，快速	不能确定凋亡，并非次生坏死前的所有细胞都适用
caspase活化(蛋白酶活性)	不限	中等花费，很快	目前不能确定凋亡，但适用于监测；不能鉴别特定激活的caspases
caspase活化(caspase免疫印迹)	不限	中等花费	可以鉴别特定激活的caspase；依赖于抗体的有效性
caspase活化(基质免疫印迹)	不限	中等花费	通过特异切割反应测定caspsae

本章主要学习凋亡细胞的普通光镜下形态观察以及荧光显微镜和琼脂糖凝胶电泳对凋亡细胞的检测。

实验一　凋亡细胞的普通光镜下形态观察

【实验目的】

1. 掌握普通光镜下凋亡细胞的形态特征。
2. 熟悉 Giemsa、苏木精-伊红（HE）染色方法。

【实验原理】

细胞凋亡的形态观察是研究凋亡的基本方法，在追踪凋亡细胞的动态变化过程中，可见凋亡细胞有细胞质出泡和细胞膜出泡的现象。伴随着出泡现象的发生，细胞核发生了变化，染色质浓集成清晰的不均一的凝集块，这些凝集块有的附着于核膜上，使细胞和核的外形发生改变。随着胞膜及核膜不断出芽、脱落，一个细胞变成数个大小不等的有膜包裹的凋亡小体，因此，细胞凋亡时明显的形态学特征有：细胞体积变小，胞质浓缩，染色质高度凝集、边缘化，染色体裂解成大小不等的块状，核膜裂解，凋亡小体形成等。凋亡细胞经相应的染色液染色后在普通光学显微镜下就可以观察到这些变化。

苏木素-伊红（hematoxylin-eosin）染色法是一种用普通光学显微镜观察凋亡细胞形态学特征的简便方法。苏木精是从南美的苏木（热带豆科植物）干枝中用乙醚浸制出来的一种色素，是最常用的碱性染料之一。苏木精是淡黄色到锈紫色的结晶体，易溶于乙醇，微溶于水和甘油，是染细胞核的优良材料，它能把细胞中不同的结构分化出各种不同的颜色。苏木精不能直接染色，必须暴露在通气的地方，使他变成氧化苏木精（又叫苏木素）后才能使用，这个过程称为"成熟"。苏木精的"成熟"过程需时较长，配制后时间愈久，染色力愈强。被染材料必须经金属盐作媒染作用后才有着色力。所以在配制苏木精染剂时都要用媒染剂。常用的媒染剂有硫酸铝铵、钾明矾和铁明矾等。伊红是酸性染料，呈红色带蓝的小结晶或棕色粉末状，溶于水和乙醇。伊红在动物制片中广泛应用，是很好的细胞质染料，常用作苏木精的衬染剂。细胞经 HE 染色后，细胞核呈蓝紫色，细胞质呈粉红色，根据凋亡细胞的形态学特征可观察细胞凋亡的情况。

Giemsa 染色法目前多用于细胞染色体的染色。Giemsa 染料主要由天青色素、伊红及亚甲蓝组成，细胞中的各种成分因其化学性质的不同对 Giemsa 各种染料的亲和力也不一样，如细胞中嗜酸性颗粒通常为碱性蛋白，可与酸性染料伊红结合，呈粉红色；而细胞核中的染色质为酸性，可与碱性染料天青或亚甲蓝结合，呈蓝紫色；中性颗粒则与伊红和亚甲蓝均可结合，呈淡紫色。

【实验用品】

1. **材料**　HeLa 细胞（或其他的细胞）。

2. **器材**　吸管、10mL 离心管、载玻片、盖玻片、普通光学显微镜、超净台、离心机、CO_2 培养箱、倒置显微镜、计数板、吸水纸、擦镜纸等。

3. **试剂**　凋亡诱导剂（自定）、固定液（4％甲醛或多聚甲醛）、苏木精染液、95％乙醇、分化液（75％乙醇-0.5％盐酸）、甲醇-冰醋酸（3∶1）、PBS 缓冲液、消化液（0.02％EDTA）、磷酸缓冲液（pH 6.8）、Giemsa 原液、伊红染液、蒸馏水。

【操作步骤】

1. 细胞涂片的苏木精-伊红染色（HE 染色）

（1）制备细胞涂片：培养细胞并诱导细胞凋亡，用 0.02％EDTA（约 4mL）消化细胞，使细胞脱壁，制成单细胞悬液。将细胞悬液移至离心管，1000r/min 离心 5min，去除上清液并用 PBS 缓冲液清洗细胞 1～2 次后，制备细胞悬液，调整细胞数至 $1×10^4$～$5×10^4$ 个/mL。

（2）取适量细胞悬液均匀涂布于载玻片上，室温晾干。4％甲醛（或 95％乙醇）固定 15min。

（3）浸入苏木精染液中染色 5～7min。

（4）流水洗去附着染液，在分化液中分化 1～2s。

（5）在蒸馏水中浸泡 10min，使切片由淡红色变为蓝灰色。

（6）放入伊红染液中染色 2～5s。

（7）用水轻轻冲去染液，普通显微镜下观察。

2. 细胞涂片的 Giemsa 染色

（1）制备细胞悬液涂片：培养细胞并诱导细胞凋亡，然后消化细胞，制成单细胞悬液。将细胞悬液于 1000r/min 离心 5min，去除上清液并用 PBS 缓冲液清洗细胞 1～2 次后，制备细胞悬液，调整细胞数至 $1×10^4$～$5×10^4$ 个/mL。

（2）取适量的细胞悬液均匀涂布于载玻片上，室温晾干。

（3）甲醇-冰醋酸（3∶1）固定 10min，充分晾干。

（4）滴加 Giemsa 染色工作液［按 Giemsa 原液∶PBS 缓冲液（pH 6.8）＝1∶10 比例配置］，37℃染色 20～30min。

（5）蒸馏水轻轻洗去染液，室温充分干燥，显微镜下观察。

【结果观察】

1. HE 染色 正常细胞的细胞核规则，染成均匀淡蓝色或蓝色，细胞质呈淡红色；凋亡细胞变小，细胞核固缩、碎裂，染色质被染成深蓝色或蓝黑色，有的还可见凋亡小体的形成。

2. Giemsa 染色 正常细胞核染成蓝色或蓝紫色，色泽均一；凋亡细胞可见核固缩、边集或碎裂，染色变深，细胞膜皱折卷曲和出泡，以及芽生形成膜包裹的凋亡小体。

【注意事项】

（1）Giemsa 染液具有毒性，且易燃、易挥发，严禁靠近火源或剧烈振荡。

（2）Giemsa 染色工作液宜现用现配，保存时间最好在 48h 以内。

（3）细胞核染色淡，原因可能为苏木素染色时间过短、染液过度氧化失去染色能力或者分化步骤时间过长等；而细胞核染色过深的原因可能为苏木素染色时间过长或者分化时间太短。

（4）细胞核如果呈红色或棕色，原因可能为苏木素染液过度氧化或苏木素染色后水中返蓝不足，可用流水或弱碱性溶液如稀氨水或 $0.2\%NaHCO_3$，在苏木精染色后给细胞足够的蓝化时间。

（5）在光镜下观察凋亡细胞应注意与坏死细胞相区别。坏死细胞肿胀，不形成凋亡小体，细胞膜的连续性被破坏，细胞呈均质红染的无结构物质，核染色消失。虽然坏死细胞的染色质也有部分凝集和核碎裂的现象，但凝集的不均一性大大低于凋亡细胞。

【思考题】

1. 查阅相关资料，总结 HE 染色和 Giemsa 染色在细胞凋亡检测方面的优缺点。

2. 在细胞形态上如何区分细胞凋亡和细胞坏死？

（陈同强）

实验二　荧光显微镜检测细胞凋亡

【实验目的】

1. 掌握荧光显微镜下凋亡细胞的形态变化。
2. 熟悉 Hoechst 33342 和溴化乙锭（EB）染色方法。

【实验原理】

这种方法主要是根据膜通透性和染色质凝集程度的不同来鉴别凋亡细胞、坏死细胞和正常细胞。

凋亡细胞保持膜的完整性，与正常细胞保持细胞膜完整性是一致的，但凋亡细胞有染色质凝集和边缘化的特征，而正常细胞是不会发生染色质凝集和边缘化问题的；凋亡细胞保持膜完整性这一点可与坏死细胞膜有损伤相区别。

根据细胞这些形态上的区别，采用两种荧光探针可以鉴定 3 种类型的细胞，一种荧光探针是溴化乙锭（EB），另一种是 Hoechst 33342。EB 主要用于指示膜的完整性，膜损伤的细胞（如坏死细胞），EB 可以进入，用绿光激发，可以发出红色荧光，而膜完整的细胞（如正常细胞和凋亡细胞），EB 不能进入，不能发出红色荧光。特异性 DNA 荧光探针 Hoechst 33342 用紫外光激发，发出蓝色荧光，主要用于指示染色质凝集的程度，Hoechst 33342 发出的蓝色荧光能非常明显地显示出凋亡细胞中高度凝集和边缘化的染色质。

【实验用品】

1. **材料**　HeLa 细胞（或其他的细胞）。
2. **器材**　10mL 刻度离心管、滴管、$10\sim100\mu L$ 微量移液器、$0.5\sim2\mu L$ 微量移液器、计数板、荧光显微镜、超净台、离心机、CO_2 培养箱、倒置显微镜、载玻片、盖玻片、吸水纸、擦镜纸等。
3. **试剂**　PBS 缓冲液、凋亡细胞诱导剂（自定）、消化液（0.02% EDTA）、蒸馏水、固定液（4% 甲醛）、Hoechst 33342 染液（1mg/mL）、EB 染液 [$100\mu g/mL$(EB/PBS)]。

【操作步骤】

1. Hoechst 33342 染色悬浮细胞

（1）培养细胞并诱导细胞凋亡。

（2）收集细胞：将悬浮生长的细胞移到离心管中，贴壁生长的细胞则用吸管轻轻吹打后收集至离心管，再向培养瓶中加入 0.02% EDTA（约 4mL）继续消化贴壁细胞并移入离心管中，1000r/min 离心 5min，收集细胞。

（3）用 37℃ 的 PBS 缓冲液悬浮漂洗细胞，1000r/min 离心 5min，弃上清液。

（4）固定：先向收集的细胞中加入少量的固定液（4℃），用吸管轻轻吹打制成细胞悬液，然后加入 6～8mL 固定液（4℃），固定 5min，1000r/min 离心 5min，弃上清液。

（5）用 PBS 缓冲液冲洗，1000r/min 离心 5min，弃上清液。调整细胞数至 $1.0 \times 10^6 \sim 2.0 \times 10^6$ 个/mL。

（6）用 Hoechst 33342 染液染色，每 $100\mu L$ 细胞悬液加 $1\mu L$ Hoechst 33342 染液，染色 10min。

（7）取 $10\mu L$ 染色的细胞悬液涂于载玻片，加盖玻片。

（8）镜检：在荧光显微镜下观察。选用 UV 激发滤片和 400～500nm 阻断滤片。

2. EB 染色悬浮细胞

（1）1～5 步骤同 Hoechst 33342 染色。

（2）取 $25\mu L$ 细胞悬液，加入 EB 染液，混合均匀，涂片，盖上盖玻片。

（3）在装有荧光滤光片的荧光显微镜下观察。

【结果观察】

1. Hoechst 33342 染色　凋亡细胞的核中的染色质凝集且边缘化，可见浓染致密的颗粒块状荧光。细胞核为蓝色。

2. EB 染色　细胞呈均匀的绿色。凋亡早期与凋亡晚期细胞核的颜色不同，凋亡早期细胞核中有绿色的斑点，凋亡晚期细胞中为红色的斑点。

【注意事项】

（1）Hoechst 33342 染液应低温避光保存。

（2）EB、甲醛等对人体均有害，操作过程中最好戴手套，要格外谨慎。

（3）在体外观察凋亡细胞时，随着时间的延长，有时凋亡细胞会坏死，细胞中红色荧光将会逐渐增加。

【思考题】

1. 细胞凋亡与细胞坏死的不同之处有哪些？
2. 在显微镜下计数 200 个细胞，计算出细胞凋亡百分率？

（陈同强）

医学细胞生物学实验教程

实验三　DNA 琼脂糖凝胶电泳检测细胞凋亡

【实验目的】

1. 掌握 DNA 琼脂糖凝胶电泳法检测细胞凋亡的原理以及带形的观察。
2. 熟悉琼脂糖凝胶电泳的方法。

【实验原理】

细胞凋亡时细胞内钙离子浓度升高，活化内源性核酸内切酶，于核小体之间的连接区切断染色质 DNA，随后 DNA 降解为大约由 180～200bp 或其整数倍大小的寡核苷酸片段，这是细胞凋亡最显著而具特征性的生化特征。通过琼脂糖凝胶电泳可见特征性的"梯状（DNA ladder）"条带。正常细胞的 DNA 不降解，电泳条带表现为一大分子片段。细胞坏死时，DNA 也发生断裂，但断裂点杂乱，无规律可循，电泳显示从大到小连续分布的弥散状条带。因此，可利用上述特征，通过提取细胞基因组 DNA，进行琼脂糖凝胶电泳，溴化乙锭（EB）染色，在紫外透射仪或紫外凝胶成像系统中观察细胞的凋亡情况。

【实验用品】

1. **材料**　HeLa 细胞。
2. **器材**　电泳仪、水平电泳槽、紫外凝胶成像系统、微量移液器、1.5mL Eppendorf 管、吸管、超净台、高速冷冻离心机、恒温水浴箱、高压灭菌锅、剪刀等。
3. **试剂**　凋亡诱导剂（自定）、0.02%EDTA、PBS 缓冲液、蛋白酶 K（20mg/mL）、酚/氯仿（1∶1）、氯仿、3mol/L 醋酸钠（pH 5.2）、100%乙醇、75%乙醇、TE 缓冲液、1×电泳缓冲液 TBE、琼脂糖、EB(10mg/mL)、6×上样缓冲液、Tris 饱和酚（pH 8.0）、DNA 提取缓冲液。

【操作步骤】

1. **DNA 的提取**

（1）培养细胞并诱导细胞凋亡，然后消化细胞，制成单细胞悬液，将细胞悬液于

1.5mL Eppendorf 管中，1000r/min 离心 5min。沉淀细胞的数量大约 5×10^6 个，弃上清液。

（2）加入 DNA 提取缓冲液 500μL，加 20mg/mL 的蛋白酶 K 5μL（终浓度 200μL/mL），55℃孵化 1～2h 或者 37℃过夜，保温过程中应不时混匀反应液，反应结束后液体会变得黏稠，表明 DNA 已部分释放出来，操作过程要轻柔。

（3）加等体积（约 500μL）饱和酚至上述样品处理液中，轻轻充分混匀 3min。

（4）10000r/min 离心 10min，小心从离心机取出 Eppendorf 管，禁止晃动，可见清晰的分层，上层为水相（含 DNA），下沉为酚相，一般为黄色，中间可见白色絮状物为蛋白质。

（5）小心吸取上层水相至新管，可将一次性吸头用高压灭菌过的剪刀剪去尖端部分，使孔径变大，以免 DNA 通过吸头时发生机械性损伤。为避免将中间层及下层酚相吸上来，吸头不要深入水相中，而是在水相的液面上，并将加样器量程调小，以减少抽吸时的负压。

（6）加等体积饱和酚，轻轻混匀，10000r/min 离心 10min，取上层水相至另一个 1.5mL Eppendorf 管中。

（7）加等体积酚/氯仿，轻轻混匀，10000r/min 离心 10min，取上层水相至另一个 1.5mL Eppendorf 管中。如水相仍不澄清，可重复此步骤数次。

（8）加等体积氯仿，轻轻混匀，10000r/min 离心 10min，取上层水相至另一个 1.5mL Eppendorf 管中。

（9）加 1/10 体积的 3mol/L NaAc(pH 5.2) 和 2.5 倍体积的无水乙醇，轻轻倒置混匀，－20℃放置 30min。

（10）在絮状物出现时，10000r/min 离心 5min，弃上清液。

（11）沉淀中加入 75％乙醇 500μL，小心洗涤沉淀，10000r/min 离心 5min，弃上清液。

（12）干燥 10～15min，加 50～100μL TE 缓冲液溶解沉淀（不要等沉淀完全干燥，否则难以溶解），－20℃保存备用或－70℃长期保存。

2．DNA 琼脂糖凝胶电泳

（1）称取琼脂糖 0.25g，加入 25mL 1×电泳缓冲液 TBE，加热融化。

（2）胶液冷却至 50℃时，加 2μL EB，小心混匀，缓慢倒入制胶模具中，在胶的一端插上梳子。

（3）待胶凝固后拔出梳子，将凝固的胶置于电泳槽中，加入 1×电泳缓冲液 TBE，让液面高于胶面 2～3mm。

（4）在 DNA 样品中加入 6×上样缓冲液并混匀，将 DNA 样品加入凝胶中的样品孔中。

（5）把电泳槽与电源接通后，DNA 样品开始电泳。

（6）根据指示剂迁移位置判断是否终止电泳，切断电源后取出凝胶，用紫外凝胶成像系统对 DNA 片段进行观察或拍照。

【结果观察】

凋亡细胞的 DNA 电泳表现为排列成梯状的数条带（ladder），ladder 出现在细胞凋亡的晚期，只有当细胞凋亡的数目达到一定比率时才能出现。

【注意事项】

（1）实验中所用的溴化乙锭具有毒性，操作时应戴上手套，废弃物回收统一处理。

（2）所有用品均需高压灭菌，以灭活残余的 DNA 酶。

（3）基因组 DNA 容易发生机械性断裂，提取基因组 DNA 时应尽量在温和的条件下操作。

【思考题】

1. 试述 DNA 琼脂糖凝胶电泳法为什么可以检测细胞凋亡？

2. DNA 提取过程中的关键步骤及注意事项有哪些？

【案例讨论】

刘某某，男，38 岁。因不明原因发热、消瘦、乏力 3 个月，腹泻 20 余天入院。自诉 3 个月前不明原因出现不规则发热，全身乏力，体重逐渐减轻 8kg。近 20 天出现发热、腹胀、腹泻。过去曾有不洁性生活史。

检查：体温 38℃，脉搏 125 次/分，呼吸 23 次/分，血压 110/70mmHg。慢性消耗病容，手指、足趾有甲癣，颈部及双侧腹股沟可扪及多个淋巴结，直径 1.2cm 左右，无压痛。心率 125 次/分，未闻及杂音。双肺呼吸音清。腹软，肝右肋下 3cm，脾未及。肠鸣音活跃。辅助检查：血常规：血红蛋白 120g/L，白细胞 $6.0×10^9$/L，中性粒细胞 78%，淋巴细胞 22%。免疫学检查：$CD4^+/CD8^+=0.5$。血清学检查：抗 HIV（+）。尿常规：尿蛋白（+）。大便常规：黏液（+），脓细胞少许。

分析讨论：

1. 该病可能是什么病？引起该病的主要原因是什么？

2. 该病引起淋巴细胞凋亡的相关因素有哪些？引起细胞凋亡的机制有哪些？

（陈同强）

细胞凋亡的发现与研究

细胞凋亡，尤其是动物细胞的凋亡是研究得最为深入的细胞死亡方式之一。早在 1885 年，德国生物学家 Flemming 就曾描述过卵巢卵泡细胞的凋亡形态特征。他观察到卵巢卵泡细胞死亡时伴随染色质的水解，因此将这种细胞死亡现象称作"染色质溶解"（chromatolysis）。但当时学者们并没有意识到这是一种与细胞坏死不同的新的细胞死亡方式，因此这个现象被忽视了将近一个世纪。1965 年，澳大利亚病理学家 John Kerr 观察到结扎大鼠门静脉后，在局部缺血的情况下，大鼠肝细胞连续不断地转化为小的圆形的细胞质团。这些细胞质团由质膜包裹的细胞碎片（包括细胞器和染色质）组成。起初他称这种现象为"皱缩型坏死"，后来发现死亡细胞内的溶酶体保持完整，死亡细胞从周围的组织中脱落并被吞噬，机体不发生炎症反应，与细胞坏死的现象有很大区别。经过深思熟虑，1972 年 J. F. R. Kerr 和另两位研究者 A. H. Wyllie、A. R. Currie 一起将这一现象命名为细胞凋亡（apoptosis）。"apoptosis"源自古希腊语，意指花瓣或树叶的脱落、凋零。这一命名的生物学意义在于强调这种细胞死亡方式是正常的生理过程。此后，研究者们不断发现细胞凋亡的各种生理学及生物化学特征。1977 年，M. M. Don 发现了生理或病理性刺激条件下淋巴细胞发育过程中的凋亡现象；1980 年，Wyllie 总结了细胞凋亡的共同形态学特征。到 1986 年，Robert Horvitz 利用一系列线虫突变体，发现了线虫发育过程中控制细胞凋亡的关键基因，使原先侧重于形态学描述的细胞凋亡概念在基因水平上得以阐释，即细胞凋亡是受基因调控的主动的生理性自杀行为。Robert Horvitz 因这一研究成果获得了 2002 年诺贝尔生理学或医学奖。此后，对细胞凋亡分子机制的解析迅速展开，成为 20 世纪 90 年代生命科学的一大研究热点。

第八章 >>
亚细胞结构及成分的显示

课程思政

　　亚细胞结构及成分的研究是一个复杂而又艰辛的过程，随着亚细胞结构内质网、高尔基体、溶酶体和过氧化物酶体等的发现，细胞生物学研究进入了亚细胞和分子水平，同时有许多科学家因为在这个领域作出的卓越贡献而荣获了诺贝尔奖。 生命科学的探索是无止境的，更多的未解之谜等着我们去揭开。 我国科学家在细胞器的探索方面同样取得了相当大的贡献，例如清华大学的俞立团队在 2014 年就发现了一种新的细胞器——迁移体，此后更有多篇论文发表在国际顶尖杂志《Cell》上。 培养学生的民族自豪感，激励学生积极进行科学探索、努力创新，为国家的富强作出贡献。

细胞由细胞膜、细胞核和细胞质组成。细胞质中含有的细胞骨架和若干细胞器称为亚细胞组分。细胞结构及功能的研究，是细胞生物学的基本课题，其重要的研究手段之一就是分离出纯的亚细胞组分，进而研究它们各自特有的化学组成、代谢特点、酶活性和具体功能。近半个世纪以来，细胞组分分离技术被细胞生物学家广泛应用，为日益增多的无细胞体系实验提供了必需的成分。对哺乳动物组织进行细胞组分分离，可以了解细胞器组成及其功能。通常，实验类型会决定组分分离的差异。准备性实验的目的是大量分离一种特殊细胞器，将分离得到的细胞器用于深入研究或再次分离。这首先要求的是纯度，其次是产量。对于分析性实验，其目的不是分离细胞器，而是预测那些与细胞特定细胞器相联系的特定大分子，其注重的是利用直接的方法确定不同细胞器的位置，并不是彻底地分离细胞器。为保持细胞器的活性，实验人员会建立无细胞体系以分离制备细胞器。一般情况，实验人员会建立特异性的实验，使得该方法可在不受细胞器纯度的影响下检测各组分之间的相互作用，因此细胞器的污染与否就显得不那么重要了。

依据不同的研究目的将细胞中的细胞核、细胞膜、线粒体、溶酶体及微粒体等分级分离，从而实现对其结构、组分及功能的分析。球形颗粒的沉降速度取决于密度、半径和离心力、介质黏度，由于各亚细胞结构的大小、密度不一，沉降速度也不一样，细胞器不同的物理特性（大小、形状、浮力密度及表面电荷密度）决定了其在细胞组分分离过程中的分离情况。凝胶过滤分离是以组分大小为基础的。离心技术则取决于组分大小与密度，该技术是将粗提的组织匀浆物在高速旋转下，利用巨大的离心力作用使悬浮的细胞器以一定的速度沉降，从而得以分离的一种技术。由于细胞内不同结构的比重和大小都不同，在同一离心场内的沉降速度也不相同。根据这一原理，用不同转速离心，可将细胞内各种组分分级分离出来。离心是研究细胞核、线粒体、高尔基体、溶酶体和微粒体，以及各种大分子的基本手段。不论使用哪种分离方法，操作过程都需要依据目标成分进行必要的改进，即便是从不同来源的组织或细胞中分离同一种特定的细胞器，也需要调整分离条件。

根据溶液中颗粒密度、大小等特性，用旋转产生的离心力使不同特性颗粒从溶液中分离并沉降，从而达到分离、浓缩、提纯和鉴定的目的，称为离心技术。20 世纪 20 年代出现了超高速离心机，1933 年又推出了空气透平式离心机，以压缩空气推动蜗轮，再带动离心机旋转；1955 年美国贝克曼公司推出了可达 100000r/min 的风动离心机，20 世纪 70 年代以后，出现了高速电机，20 世纪 80 年代又将变频电机和微型计算机相结合，使离心机转速和性能都有了较大的提高。离心机经过近百年的完善与发展，其规模和水平上都达到了令人满意的程度，高度的自动化驱动和运行管理，也大大地方便了使用者。

本章介绍离心技术以及细胞组分的分级分离与鉴定技术。

实验一　离心技术

【实验目的】

1. 掌握离心技术的基本概念。
2. 熟悉高速离心机的转头分类及使用方法。

【实验原理】

实验室离心技术是生物、食品、医学、化学及制药等实验室研究应用的核心技术，目的在于分离提纯样品和对已纯化的样品性能进行分析。离心机是利用离心力，分离液体与固体颗粒或液体与液体的混合物中各组分的机械。离心机主要用于将悬浮液中的固体颗粒与液体分开，或将乳浊液中两种密度不同又互不相溶的液体分开（例如从牛奶中分离出奶油）；也可用于排除湿固体中的液体；特殊的超速管式分离机还可分离不同密度的气体混合物；或利用不同密度或粒度的固体颗粒在液体中沉降速度不同的特点，有的沉降离心机还可对固体颗粒按密度或粒度进行分级。

离心操作时，将装有等量试液的离心容器对称放置在转子四周的吊杯内，依靠电动机带动转子高速旋转所产生的离心力使试液分离。离心力（centrifugal force，Fc）离心作用是根据一定角速度下做圆周运动的物体都受到一个向外的离心力进行的。离心力（Fc）的大小等于离心加速度 $\omega^2 X$ 与颗粒质量 m 的乘积，即 $Fc = m\omega^2 X$，其中 ω 是旋转角速度，以弧度/秒为单位；X 是颗粒离开旋转中心的距离，以 cm 为单位；m 是质量，以 g 为单位。相对离心力（RCF）的大小取决于试样在离心时的旋转半径 r 和转速 n，其计算公式如下：$RCF = 1.118 \times 10^{-5} \times n^2 \times r (\times g)$；其中 n 代表转速，r 为旋转半径，g 为重力加速度。

离心机分为过滤式离心机和沉降式离心机两大类。过滤式离心机的主要原理是通过高速运转的离心转鼓产生的离心力（配合适当的滤材），将固液混合物中的液相加速甩出转鼓，而将固相留在转鼓内，达到分离固体和液体的效果，或者俗称脱水的效果。沉降式离心机的主要原理是通过转子高速旋转产生的强大的离心力，加快混合液中不同比例成分（固相或液相）的沉降速度，把样品中不同沉降系数和浮力密度的物质分离开。实验室常用的电动离心机有低速离心机、高速离心机及低速冷冻离心机、高速冷冻离心机等多种型号。其中以低速（包括大容量）离心机和高速冷冻离心机应用最为广泛。低速离心机具有性能稳定、使用灵活、可靠性高、维护简便等优点，广泛应用于临床医学、生物化学、免疫学、血站等领域。高速离心机属常规实验室用离心机，广泛用于生物、化学、医药等科研教育和生产部门，它利用转子高速旋转产生的强大离心力，分离液体与固体颗粒或液体混合物中各组分，适用于微量样品快速分离合成。

目前实验室常用的离心方法有差速离心法和密度梯度离心法。差速离心法采用不同的离心速度和离心时间，使沉降速度不同的颗粒分步离心。操作时，将含有两种不同颗粒的混悬液，以常速离心，使大的颗粒下沉，将上清液倾倒于另一离心管中，再提高转速，使得小的颗粒沉降下来。此法的优点是：操作简单，离心后用倾倒法即可将上清液与沉淀分开，并可使用容量较大的角式转子；分离时间短、重复性高；样品处理量大。缺点是：分辨率有限、分离效果差，沉淀系数在同一个数量级内的各种粒子不容易分开，不能一次得到纯颗粒。密度梯度离心法又分为速率区带离心法和等密度区带离心法。样品在一定惰性梯度介质中进行离心沉淀或沉降平衡，在一定离心力下把颗粒分配到梯度液中某些特定位置上，形成不同区带的分离方法。该法的优点是：具有很好的分辨率，分离效果好，可一次获得较纯颗粒；适用范围广，既能分离沉淀系数差的颗粒，又能分离有一定浮力密度差的颗粒；颗粒不会积压变形，能保持颗粒活性，并防止已形成的区带由于对流而引起混合。缺点是：离心时间较长；需要制备梯度液；操作严格，不易掌握。

【实验用品】

1. **材料** 新鲜菠菜叶。
2. **试剂** 60％蔗糖溶液、40％蔗糖溶液、20％蔗糖溶液、50％蔗糖溶液、15％蔗糖溶液、匀浆介质 [0.25mol/L 蔗糖、0.05mol/L Tris-HCl 缓冲液 （pH 7.4）]。
3. **器材** 普通离心机、研钵、普通天平、显微镜、烧杯 6 个、250mL 量筒 1 个、滴管 20 支、10mL 刻度离心管 20 支、试管架 5 个、纱布若干、载玻片和盖玻片各 4 片等。

【操作步骤】

1. 洗净菠菜叶，尽可能使它干燥，去除叶柄、主脉后，用天平称取 50g，剪碎。
2. 加入预冷到近 0℃的匀浆介质 100mL，在研钵中捣碎 2min。
3. 捣碎液用双层纱布过滤到烧杯中。
4. 将滤液移入 10mL 离心管，在普通离心机上 500r/min 离心 5min，用滴管轻轻吸取上清液。
5. 在离心管内依次加入 50％蔗糖溶液和 15％蔗糖溶液（或依次加入 60％、40％、20％、15％的蔗糖溶液），注意要用滴管吸取 15％蔗糖溶液沿离心管壁缓缓注入，不能搅动 50％蔗糖液面，一般两种溶液各加 12mL（如果是四个梯度则每个梯度加 6mL）。加液完成后，可见两种溶液界面处折光率稍不同，形成分层界面，这样密度梯度便制好了。

6. 在制好的密度梯度上小心地沿离心管壁加 1mL 上清液。

7. 严格平衡离心管，分量不足的管内轻轻加入少量上清液，离心速度 18000r/min，离心 90min。

8. 取出离心管，可见叶绿体在密度梯度液中间形成带，用滴管轻轻吸出滴于载玻片上，盖上盖玻片，显微镜下观察。还可在暗室内用荧光显微镜观察。

【结果观察】

叶绿体在由两种不同浓度的蔗糖溶液组成的混合液中，形成一条带，聚集在密度梯度交界处；而在由四种不同浓度的蔗糖溶液组成的混合液中，叶绿体可形成两条带，聚集在密度梯度交界处。沉降系数较大的细胞组分则沉到离心管底部。

【注意事项】

（1）所用离心管型号、大小、质量应尽量相同，加入液体量要占离心管体积的一半。

（2）离心管要对称放置，如离心试样为单数，应再加一管装同量的水调整对称。

（3）开动离心机时要逐渐加速，发现异常时，应停机检查、排除故障。

（4）离心机应选用合适容量的转头及离心参数。

（5）关闭离心机时要逐步减速，直至自动停止，不得用手强制减速或停止。

（6）离心机的套管要保持清洁，套管底部垫上胶皮、玻璃纤维或泡沫塑料等物，以免试管破碎。

（7）实验室离心机运转时须盖上保护盖以确保安全。实验室离心机在使用过程中一定要注意按规范操作，才能确保实验安全、顺利进行，保证离心实验结果的准确性。

【思考题】

1. 离心力的大小是由哪些因素决定的？

2. 不同型号的离心机可以互换使用吗？

3. 什么是相对离心力？g 代表什么？

4. 离心时间越长是否离心效果越好？

5. 科学的离心时间是如何决定的？

6. 如何能获得满意的重复离心效果？

（屈小虎）

实验二　细胞组分的分级分离与鉴定

【实验目的】

1. 掌握用细胞匀浆和差速离心的方法分级分离细胞组分的原理。
2. 熟悉高速离心机的使用方法。

【实验原理】

为了研究细胞内某种细胞器的生化组成、生理特性及其功能，或制备某种生物大介质，常需要大量采集大量细胞的某些亚组分，利用各种物理方法如研磨（grinding）、超声振荡（ultrasonication）和低渗（hypotonic treatment）等将组织匀浆（homogenate），细胞中的各种亚组分即从细胞中释放出来。然后采用差速离心的方法对细胞亚组分进行纯化。

当非均相体系围绕一中心轴做旋转运动时，运动物体会受到离心力的作用，一般来说，旋转速率会随着运动物体所受到的离心力发生改变。在相同的转速下，容器中不同大小密度的物质会以不同的速度沉降。如果颗粒密度大于液体密度，则颗粒将沿离心力的方向而逐渐远离中心轴。经过一段时间的离心操作，就可以实现密度不同物质的有效分离。悬浮在液体中的固相颗粒的运动速度取决于：①重力——液体中的颗粒处在重力场内时，如在一支平稳的试管内，将会受到地球重力的作用而运动。②固液相对密度的差别——相对密度小于液相的颗粒悬浮在上面，相对密度大于液相的颗粒则沉淀下来。③沉降介质的黏滞力——介质中颗粒沉降的速度取决于离心场 g 的大小。由于细胞内各种颗粒成分的大小、形状和密度不同，在同一离心场内的沉降速度也不相同，不同大小的生物颗粒可以利用不同的离心机分离。普通离心机（8000r/min）可分离直径大于 $1\mu m$ 的生物颗粒，高速离心机（8000～25000r/min）可分离直径为 $0.1\sim10\mu m$ 的生物颗粒，超速离心机（25000～80000r/min）可分离直径为 $3.2\sim100\mu m$ 的生物颗粒和生物大分子。为了限制和保持细胞亚组分内酶的生物活性，有的离心机还装有低温控制装置。

细胞组分的分离常通过组织细胞匀浆、分级分离和分析三个步骤完成。

1. 组织细胞匀浆　先用研磨、超声振荡、低渗等方法将组织或细胞破碎（匀浆化），释放出细胞中的各种亚组分，然后利用不同的离心条件将其分离出来。匀浆条件下，将组织放在匀浆器中，加入匀浆溶液进行研磨，使细胞被机械地研碎成为各种亚细胞组分和包含物的匀浆。

2. **分级分离**　把匀浆悬浮于一定的介质中，通常采用水溶性的蔗糖或者氯化铯溶液，接近细胞质的分散相，在一定程度上能保持细胞的结构和功能，保持酶的活性，也不容易引起亚细胞组分聚集。

分级分离方法分为差速离心法和密度梯度离心法两类。

差速离心法（分级离心法）：作为生化分离中最为常用的离心分离方法，差速离心指低速、高速两种离心方式交替使用，应用不同强度的离心力使具有不同密度的物质分级分离。离心后分离出悬浮于上清液中的较小颗粒，但由于样品中各种大小和密度不同的颗粒在离心时是均匀分布于整个离心介质中，通过往复加高转速，逐级分离出各种亚细胞组分。细胞器沉淀的次序依次是细胞核、线粒体、溶酶体或过氧化物酶体、内质网、高尔基体和核糖核蛋白体。

密度梯度离心法（区带离心法）：离心是在具有连续密度梯度的介质中进行的。将试样铺放在一个密度变化范围较小、梯度斜度变化比较平缓的密度梯度介质表面，在离心力场作用下试样中的颗粒按照各自的沉降速度移动到梯度介质中的不同位置，浓度低的在上层，浓度高的在下层，形成一系列试样组分区带，使不同沉降速度的颗粒得以分离。

3. **分析**　分级分离得到的各种不同大小的细胞亚显微结构及组分，经纯化后可以用细胞化学和生物化学等方法进行形态和功能鉴定。

【实验用品】

1. **材料**　大白鼠（或小白鼠）。
2. **试剂**　0.25mol/L 蔗糖溶液（含 0.003mol/L 氯化钙）、甲基绿-派洛宁染液、95% 乙醇、中性红-詹纳斯绿 B 染液、纯丙酮、生理盐水。
3. **器材**　光学显微镜、普通离心机、高速离心机、玻璃匀浆器、普通天平、解剖刀剪、小烧杯、小平皿、吸管、量筒、漏斗、纱布块或尼龙网（200 目）、Eppendorf 离心管、载玻片、盖玻片、玻璃棒、记号笔、牙签等。

【操作步骤】

1. **制备肝细胞匀浆**

（1）用脊椎脱臼法将饥饿 24h 的大鼠（或小鼠）处死，迅速开腹取肝脏，剪成小块，置于盛有生理盐水的烧杯中，洗涤数次，除去血污，用滤纸吸去表面的溶液。

（2）将湿重约 1g 的肝组织放在小平皿中，剪碎，经预冷的 0.25mol/L 蔗糖溶液洗涤数次，取 8mL 预冷的 0.25mol/L 的蔗糖溶液，先加入少量该溶液于平皿中，尽量剪碎组织后，再全部加入玻璃匀浆器。将匀浆器下端插入冰浴中，蔗糖溶液分数次添加。

（3）将已磨碎的肝组织匀浆，用纱布过滤（先用蔗糖液湿润），过滤后的匀浆液装于离心管中备用。

2. 细胞核的分离

（1）低速离心分离细胞核：将盛有肝细胞匀浆滤液的离心管在天平上配平后，放入普通离心机，以 3000r/min 离心 10min。

（2）轻轻吸取上清液移入 Eppendorf 离心管中，盖紧盖子，放在冰块中，待分离线粒体时用。制备一张上清液涂片，做好标记①，自然干燥。

（3）每组取 10mL 滤液，3000r/min 离心 10min，制备一张上清液涂片，做好标记②，自然干燥。

（4）吸去上清液，用 10mL 0.25mol/L 蔗糖溶液悬浮沉淀物，用吸管混匀，配平后以 3000r/min 离心 10min。吸去上清液，沉淀为细胞核，上层疏松部分为质膜。

（5）将装有滤液的离心管配平后，放入离心机，2500r/min 离心 15min；取上清液，移入离心管中，保存于有冰块的烧杯中，待分离线粒体用；同时涂一张上清液片做好标记③，自然干燥。

3. 线粒体的分离

（1）将盛有肝细胞匀浆滤液的离心管在天平上配平后，放入普通离心机，以 3000r/min 离心 10min，反复 2 次，去除细胞核及碎片。

（2）将上清液 1000g 离心 10min，沉淀部分为线粒体粗制品。

（3）将沉淀部分悬浮于 5mL 0.25mol/L 的蔗糖溶液中，5000r/min 离心 10min，反复 2 次。

4. 溶酶体的分离　　将分离线粒体时获得的上清液 16000g 离心 20min，上清液置于冰浴待用，加入 10mL 预冷的 0.25mol/L 蔗糖溶液悬浮，用同样的条件再离心 1 次。

5. 微粒体的分离　　将分离溶酶体时获得的上清液 100000g 离心 30min，上清液置于冰浴待用，沉淀即由内质网碎片形成的微粒体。

6. 分离物鉴定

（1）细胞核：将干燥后的三张涂片（①②③），浸入 95％乙醇 5min，晾干。甲基绿-派洛宁染 20～30min，以纯丙酮分色 20s，蒸馏水漂洗，吸水纸吸干。

（2）线粒体：在两张干净载玻片（标记为④和⑤）中央各滴 2～3 滴中性红-詹纳斯绿 B 染液。用牙签挑取少许沉淀物（4 步骤所得的沉淀），均匀涂布于一张玻片的染液中；另取一滴上清液混于另一玻片的染液中，染色 15min 后，分别盖上盖玻片，比较两张切片的结果。

（3）溶酶体鉴定：酸性磷酸酶是溶酶体的标志酶，因此可以用显示酸性磷酸酶的金属盐沉淀法或偶氮偶联法来鉴定溶酶体，在光镜下可以看到棕黑色的颗粒和斑块。

【结果观察】

细胞核：高倍镜下观察，核呈蓝绿色，核仁和混杂的胞质碎片呈淡红色。

线粒体：高倍或油镜下观察，被染成亮绿色的颗粒即线粒体。

【注意事项】

（1）为确保离心机的安全运转，使用时必须对称放置离心管，且平衡转子，否则转轴及转子组件可能会损坏；严重时转子可能会停转，造成事故。绝对不可以用目测来平衡离心管，要用天平。

（2）操作国产小型台式高速离心机时，先将离心机速度挡打到最低（逆时针旋转），调好时间后，再将速度缓慢调到所需的值。当离心时间到后，先将速度挡打到最低，等转子完全停下后方可将离心机盖子打开，取出离心管。如转子没有停下而打开盖子，会损坏机器。

（3）吸取上清液时应将离心管略微倾斜，按下移液枪（不要按到底），后将枪头轻靠在管壁上，缓慢吸出液体，注意不要使液体浑浊，否则要重新离心。密度梯度离心加入上层低密度液体时，也应将枪头轻靠上侧液面管壁上，缓慢加入液体，加完后上下层液体应有明显界线。

（4）1.5mL 离心管使用 eppendorf 的离心机；5mL 离心管使用国产小离心机，注意平衡对称。

（5）线粒体样本制备好后应尽快染色，不要放置过久，以避免线粒体活性丧失。

（6）组织匀浆时要尽量使细胞完全破碎。

（7）经差速离心后得到的沉淀会存在"交叉污染"，如沉降慢的物质会由于黏附现象而随大量沉降快的物质一起沉降，通过洗涤沉淀物可以解决这个问题。

（8）质膜碎片大小不等，因此在各沉降速度下都有下降，可能对各亚细胞器分离后的鉴定有所影响。

【思考题】

1. 简要说明分级分离细胞的原理及其意义。
2. 比较一下分离细胞核时涂片有什么不同？涂片③在你的实验结果中纯度如何？
3. 描述一下涂片⑤所见结果。
4. 写出大白鼠肝细胞核和线粒体的分级分离操作过程图解。
5. 描述各涂片的观察结果。其纯度如何？
6. 在细胞器的分离过程中，为什么所有的操作过程都要在 1～4℃ 的条件下进行？

【案例讨论】

患者近 2 年来反复癫痫发作来院就诊，其表现多为全身强直-阵挛性发作，同时伴有认知能力减退，有时还可出现偏头痛、听力减退等症状。头颅 MRI 平扫示：双侧枕叶、顶叶、颞叶皮质弥漫性肿胀，弥散受限。MRI 示双侧颞叶病灶区乳酸峰（Lac）明显升高，NAA 峰下降。肌肉活检电镜结果示：部分肌纤维线粒体增多，主要在基膜下聚集。分子遗传学检查结果示：mtDNA 第 3243 位点发生 A 到 G 点突变。药物治疗后，患者症状较前明显改善，认知能力均较前有显著改善，复查头颅 MRI 示：病灶范围较前明显减小。

分析讨论：

1. 患者患什么疾病？
2. mtDNA 是什么？
3. 如何提取 mtDNA？
4. 患者需要采取哪些治疗措施？

（屈小虎）

第九章 >>>
细胞培养

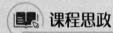 课程思政

　　在教学中让学生明确基本的细胞培养原理，从具体的操作中认识无菌操作的重要性，培养学生的无菌操作意识，让学生领会到操作时如果不规范操作，将会造成实验器具等资源耗费。严格无菌操作，可以保障实验结果的精确性，同时还节约了实验资源，在生活中也要注意各项资源或能源的节约；实验后的垃圾需要放置到规定的垃圾袋中，不能肆意乱丢，实验后将实验台清洗干净，最后洗净双手，以此培养学生的责任意识，保护环境意识，并养成良好的卫生习惯，让学生在生活中也能时刻具有环保意识以及卫生观念。

细胞培养过程中，需要确定活细胞接种密度和数量。而临床通过计算单位体积血液中的血细胞数量、在此类血细胞中所占比例，可以及时发现患者是否患有疾病及疾病的严重程度，因此细胞计数非常重要。

细胞培养（cell culture）是广义的组织培养的一种形式，是将器官、组织用胰蛋白酶等处理分离出细胞，在模拟生物体内生理条件下使其在体外生存、生长、繁殖和传代，进行细胞生命活动过程的方法。利用细胞培养可进行细胞生物学、细胞癌变、细胞工程等问题的研究。细胞培养可分为原代培养和传代培养，直接从生物体获取细胞进行培养称为原代培养（primary culture），其特点是离体时间短，遗传性状与体内细胞相似，适于做细胞形态、功能和分化等研究。一般动物与人的所有组织都可以用于培养，但幼体组织、细胞（如胚胎组织、幼仔的脏器等）更容易进行原代培养。当培养的细胞增殖达到一定密度后，则需要做再培养，从一个容器以1:2或者以其他比例转移到另一个容器中培养称为传代培养（passage culture）。传代培养的累积次数就是细胞的代数。

细胞培养分为贴壁培养和悬浮培养。贴壁培养（attachment culture）是指细胞贴附在一定的固相表面进行的培养。贴壁依赖性细胞在培养时要贴附于培养（瓶）器皿壁上，细胞一经贴壁就迅速铺展，然后开始有丝分裂，并很快进入对数生长期。一般数天后就铺满培养皿表面，并形成致密的细胞单层。贴壁培养具有以下优点：①容易更换培养液；细胞紧密黏附于固相表面，可直接倾去旧培养液，清洗后直接加入新培养液。②容易采用灌注培养，从而达到提高细胞密度的目的；因细胞固定于表面，不需过滤系统。③当细胞贴壁于生长基质时，很多细胞将更有效地表达一种产品。④同一设备可采用不同的培养液/细胞的比例。⑤适用于所有类型细胞。悬浮培养（suspension culture）指的是一种在受到不断搅动或摇动的液体培养基里，培养单细胞及小细胞团的组织培养系统，是非贴壁依赖性细胞的一种培养方式。某些贴壁依赖性细胞经过适应和选择也可用此方法培养。增加悬浮培养规模相对比较简单，只要增加体积就可以了。深度超过5mm，需要搅动培养基，超过10cm，还需要深层通入CO_2和空气，以保证足够的气体交换。通过振荡或转动装置使细胞始终分散悬浮于培养液内。

细胞冻存与复苏主要是为了长期保存细胞的活性及保种，防止遗传物质的改变，减少工作量和物资的消耗。细胞冻存（cryopreservation）是将细胞悬浮于加有冷冻保护剂的培养液中，并采用慢冻快融的方法将细胞长期保存于一定温度下的过程。目前，细胞冻存最常用的技术是液氮冷冻保存法，主要采用加适量保护剂的缓慢冷冻法冻存细胞。细胞冷冻技术的关键是尽可能地减少细胞内水分，减少细胞内冰晶的形成。采用甘油或二甲基亚砜作保护剂，这两种物质分子量小，溶解度大，易穿透细胞，可以使冰点下降，提高细胞膜对水的通透性，且对细胞无明显毒性。慢速冷冻方法又可使细胞内的水分渗出细胞外，减少胞内形成冰结晶的机会，从而减少冰晶对细胞的损伤。复苏（thawing）是将冻存的细胞以一定的速率恢复到常温的过程。细胞冻存及复苏的基本原则是慢冻快融，实验证明这样可以最大限度地保存细胞活力。目前细胞冻存多采用甘油或二甲基亚砜作保护剂，这两种物质能提高细胞膜对水的通透性，加上缓慢冷冻可使细胞内的水分渗出细胞外，减少细胞内冰晶的形成，从而减少由于冰晶形成造成的细胞损伤。复苏细胞应采用快速融化的方法，这样可以保证细胞外结晶在很短的时间内即融化，避免由于缓慢融化使水分渗入细胞内形成胞内再结晶对细胞造成损伤。冷冻保存理论、保护剂、冷冻用品、设备及各种生物材料的保存与复苏技术均已经十分成熟和完备。

细胞融合（cell fusion）是指两个或两个以上的同源或异源细胞合并成为双核或多核细胞的过程。细胞膜有内外两层，细胞融合首先发生在外层，然后再到内层，由此就出现了两种融合通道，细胞体内物质通过这两种通道转移。病毒膜与目标细胞融合时，只出现一种融合通道，即导致融合的基因只能在病毒中找到，而在目标细胞中却找不到。细胞融合的种类主要有化学诱导融合和物理融合。化学融合法分为：①盐类融合法。此法是应用最早的诱导原生质体融合的方法。盐类融合剂对原生质体的破坏小，今后研究应提高其融合率，使其对液泡化发达的原生质体能够诱发融合。②高 Ca^{2+} 和高 pH 值融合法。高 Ca^{2+} 和高 pH 值可以诱发融合，提高该方法的使用范围是亟待解决的问题。③聚乙二醇融合法（PEG 法）。PEG 诱导细胞融合由于具有容易制备和控制、活性稳定、使用方便等特点，在细胞融合领域取得了可喜的成绩，大量的研究仍采用此法。虽然 PEG 作为融合剂有很多成功的报道，但仍存在对细胞损伤大、残存有毒性、融合率较低及经验性大等缺陷。物理融合分为电融合和激光融合法。目前细胞融合技术广泛应用于细胞生物学、遗传学、病毒学、肿瘤学的研究，在细胞周期调控的研究、基因定位、基因表达产物检测、细胞对病毒敏感因素的分析、肿瘤细胞恶性分析、生物新品种培育及单克隆抗体技术等领域有着非常广泛的应用前景。

实验一 动物细胞的原代培养和传代培养

【实验目的】

初步掌握哺乳动物细胞的原代培养与传代培养的基本操作过程。

【实验原理】

近年来，细胞培养已广泛应用于分子生物学、遗传学、免疫学、肿瘤学、细胞工程等领域，发展成为一种重要的生物学技术。

细胞培养一般可分为原代培养和传代培养。原代培养是将动物的组织取出来后，先用胰蛋白酶等使组织分散成单个细胞，再配制成一定浓度的细胞悬浮液，再将该细胞悬浮液放入培养瓶，也称为初代培养。原代培养的特点是离体时间短，遗传性状与体内细胞相似，适用于做细胞形态、功能和分化等研究。其中幼体组织、细胞（如胚胎组织、幼仔的脏器等）由于分化程度较低，增殖次数较少更容易进行原代培养。传代培养则是为了使体外培养的原代细胞或细胞株连续生长、繁殖。细胞持续生长繁殖就必须传代，并由此获得稳定的细胞株或得到大量的同种细胞。原代培养形成的单层培养细胞汇合以后，需要进行分离培养，否则细胞会因生存空间不足或由于细胞密度过大引起营养枯竭。原代培养在首次传代时即为细胞系，能连续培养下去的为连续细胞系，不能连续培养的为有限细胞系。

细胞的原代培养主要有两种：一种是组织块培养法，另一种是消化培养法。组织块培养法是目前最常用的简便的原代培养方法，是将组织剪成小块后，直接接种于培养瓶中。培养瓶可依据不同细胞生长的需要作相应处理，例如利于上皮细胞的生长，可以在生长面预先涂上胶原薄层。组织块培养法操作较为简便，部分种类的细胞在小块贴壁培养24h后，就有细胞从组织内游离出来。值得一提的是，由于反复剪切及接种时造成的损伤，并不是每个组织都能长出细胞，因此此方法只适合组织量少的原代培养。消化培养法将妨碍细胞生长的细胞间质消化去除，加入消化液可使黏着蛋白部分水解，从而使培养的细胞游离，形成悬液。但消化时间不可过长，否则可能导致细胞解体死亡。常用的消化液为胰蛋白酶和 EDTA，二者可分别使用，也可共同使用。

细胞的传代培养是指扩大培养，将培养的细胞分散，以1∶2或1∶3以上的比例转移到其他容器中继续进行培养。体外培养细胞所需要的生存条件和物质代谢过程与体内细胞基本

医学细胞生物学实验教程

相同，但随生存环境的改变也会出现一定的差异。要使细胞在体外长期生存，必须模拟体内环境，供给细胞存活所必需的条件如水、无机盐、氨基酸、维生素、葡萄糖、生长因子（growth factor）等，还需控制温度、渗透压、pH 等多种因素。此外，细胞培养需在严格无菌的条件下进行。

细胞培养基（cell culture medium）是人工模拟细胞在体内生长的营养环境，提供细胞营养和促进细胞生长增殖的物质基础。体外培养细胞所需的营养条件必须从培养基中获取，按照来源可将培养基分为以下两类。①合成细胞培养基：是根据细胞所需物质的种类和数量严格配制而成的培养基，其化学成分明确，组分稳定，主要包括碳水化合物、氨基酸、脂类、维生素、无机盐类、微量元素、细胞生长因子等。②天然培养基：指来自动物体液或利用组织分离提取的一类培养基如小牛血清和胎牛血清，血清中含有多种细胞生长因子、促贴附因子及多种活性物质。天然培养基的一些营养成分不能被合成细胞培养基完全代替，因此一般需在合成细培养基中添加 5%~20%的小牛血清或胎牛血清以便细胞顺利增殖生长。

细胞传代后一般经过三个阶段：游离期、指数生长期和停止期。原代培养和传代培养的细胞依其生长状态分为贴壁生长细胞与非贴壁生长细胞。一般而言，来自外周血的细胞，如红细胞、白细胞、白血病细胞等都是非贴壁细胞；而其他组织的细胞则多为贴壁细胞。贴壁细胞依照其镜下特征也可分为以下 4 种类型：成纤维型细胞、上皮型细胞、游走型细胞、多形型细胞。细胞传代后要经历游离期、对数生长期和停止期 3 个阶段。一般在对数生长期进行传代，以保持传代细胞良好的生长增殖活性。贴附型细胞采用酶消化法将细胞分散成单个细胞后再传代，悬浮型生长细胞用直接传代法或离心传代法。

【实验用品】

1. **器材** 生物安全柜或超净工作台、普通离心机、显微镜、CO_2 培养箱、泡沫塑料板或木板、培养瓶、吸管、烧杯（20mL）、双抗（青霉素与链霉素混合液）小瓶、眼科镊子、眼科剪、手术剪、血管钳、计数板等。

2. **试剂** 75%乙醇、Hank's 液（也可用无血清培养液）、DMEM 培养液、0.25%胰蛋白酶液。

【操作步骤】

1. 细胞原代培养

（1）将小鼠处死后，采用 75%乙醇消毒，将小鼠仰位固定在泡沫塑料板或木板（75%乙醇消毒）上，分别固定鼠头、尾和四肢。尽量齐根剪除胸腹部鼠毛，乙醇消毒后移入工作台内。在胸廓正中线中位处，用眼科弯镊夹起皮肤，用手术剪剪开皮肤，皮肤外翻用血管钳固定，躯干部肌肉暴露。消毒胸部后，沿着膈膜剪断胸廓，并将胸骨两侧肋骨剪断。胸廓暴露后，找到所需培养组织，从体内分离并移入已加 Hank's 液的双抗小瓶内。

（2）用 Hank's 液漂洗组织表面血污，用眼科剪剪碎，再用 Hank's 液漂洗多次后，吸去多余液体。

（3）用 Hank's 液将剪刀面组织小块和细胞冲入双抗小瓶内，补加 Hank's 液至 5mL，吹打混匀后，将双抗小瓶倾斜在支架上，组织碎块沉淀集中在瓶一角，放置 1min 左右。吸出上清液，加入 0.25％胰蛋白酶液，密封后于 37℃或室温消化 15～45min，中途摇匀数次。

（4）在超净工作台中吸取 0.25％胰蛋白酶液，加入 5mL 培养液，用吸管反复吹打，使大部分组织块分散成细胞团或单个细胞状态，静止片刻，让未被消化的组织块自然下沉，然后将上层细胞悬液移入无菌离心管中备用。

（5）将细胞悬液离心（800～1000r/min)5～10min，弃上清液，加入适量培养液，用吸管轻轻吹打混匀。

（6）用 75％乙醇冲洗计数板，用纱布擦净计数板和计数板专用盖玻片；用无菌吸管取出 1mL 细胞悬液从计数板边缘缓慢加入，然后将计数板置于低倍镜下计数。计算计数板四角大方格内的细胞数。

（7）将细胞悬液用培养液稀释至 $3.0×10^6～5.0×10^6$ 个/mL。

（8）将稀释好的细胞悬液分装于培养瓶中（5mL/小方瓶，1mL/双抗小瓶），塞紧瓶塞，做好标记，置于 37℃ CO_2 培养箱中培养。

（9）接种后每天观察培养的细胞，注意有无污染、培养液颜色的变化、细胞贴壁。如生长较差或培养液变红，应更换培养液或维持液。待细胞基本生长成致密单层后进行传代培养。

2. 细胞传代培养——贴壁细胞的培养

（1）准备工作：打开超净工作台的紫外灯消毒 20～30min，进入无菌间前用肥皂洗手，然后用 75％酒精棉球消毒，并擦净台面，37℃预热培养液。

（2）选取 1 瓶生长状态良好的细胞，置于超净台中，倒去瓶中的旧培养液，加入 2～3mL 的 Hank's 液，轻轻振荡漂洗细胞 1 次，以除去悬浮在细胞表面的衰老脱落细胞和碎片。

（3）加入 0.5～1mL 0.25％胰蛋白酶液，37℃消化 2～3min，置显微镜下观察细胞，待细胞单层收缩突起出现空隙且细胞变圆时，倒去酶消化液（如消化程度不够可延长时间）。

（4）用 Hank's 液洗 1 次，然后加入 1～2mL 培养液，反复吹打成细胞悬液。如果发现消化过头，细胞已自行脱落时，则不能倒去酶消化液，可加少许培养液以终止消化，用吸管反复吹打成细胞悬液并转移到离心管，1000r/min 离心 3～5min 后用培养液再悬浮。

（5）将细胞按照 1:2 或 1:3 比例进行分装，在培养瓶上做好标记，置于 37℃ CO_2 培养箱中培养。

（6）分装好的细胞，盖上瓶盖（不可太紧，留出空气通道，以利于 CO_2 进出），应在培养瓶上做好标记，注明代号、日期，轻轻摇匀，置 CO_2 培养箱在 37℃条件下进行培养。

（7）观察：细胞培养 24h 后，即可观察培养液的颜色及细胞的生长情况，也可用 0.5％

台盼蓝染色，以确定死细胞、活细胞的比例。台盼蓝染液可特异性地使死细胞染成蓝色，而活细胞不被染色。

3. 细胞传代培养——悬浮细胞的培养 悬浮培养的细胞传代培养操作比较简单，因悬浮细胞不贴壁，所以要离心收集细胞后再传代。其过程如下。

（1）选取生长良好的细胞，在超净工作台中用无菌吸管把培养瓶中的细胞吹打均匀，计数后确定稀释倍数。

（2）转移到无菌的离心管中，拧紧胶盖，平衡后离心（1000r/min）5～8min。

（3）在超净工作台中去除旧的培养液，加入适量新鲜培养液，用吸管吹打细胞，制成细胞悬液。

（4）以1∶2或1∶3的比例进行分装，并在培养瓶上做好标记，注明代号、日期，轻轻摇匀，置CO_2培养箱中在37℃条件下进行培养。

（5）观察：细胞培养24h后，即可进行观察。

【结果观察】

贴壁细胞，细胞分布密集，相互接触，细胞呈多角形，细胞核清晰明显［图9-1(a)］；悬浮细胞，细胞成团分布，呈圆球形，细胞质透亮，细胞核清晰可见［图9-1(b)］。

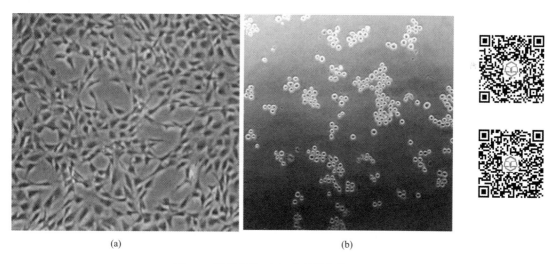

(a)   (b)

图9-1 贴壁细胞（a）和悬浮细胞（b）

【注意事项】

（1）传代培养时要严格无菌操作并防止细胞之间交叉污染。

（2）在无菌操作中，一定要保持工作区的无菌清洁。为此，在操作前要认真地洗手并用75%乙醇消毒。

（3）操作前 20～30min 启动超净工作台吹风。

（4）操作时，严禁说话，严禁用手直接拿无菌的物品（如瓶塞等），而要用器械（如止血钳、镊子等）。

【思考题】

1. 为什么培养细胞长成致密单层后必须要进行传代培养？
2. 简述原代细胞和传代细胞培养有哪些区别。

【案例讨论】

2019 年 5 月，患者发现自己稍微走路爬点坡或上四五层楼后就会胸闷、气促。7 月去当地医院心内科住院时，发现血常规异常，贫血、白细胞低。骨髓中原单核细胞显著增生，≥80%（NEC），幼单核细胞较少，白血病细胞单一，该类细胞呈类圆形或不规则形，胞核可有凹陷、折叠，染色质疏松，呈细网状，核仁明显，胞质呈蓝灰色，可有伪足突出，部分细胞胞质中可见细长的 Auer 小体。

分析讨论：

1. 该患者患有什么疾病？
2. 医生给予患者异基因造血干细胞移植手术方案，请介绍一下这种方法。
3. 简述造血干细胞移植方法分类有哪些？
4. 简述造血干细胞的培养方法。

（屈小虎）

实验二　体外培养细胞的计数、测量与死活鉴别

【实验目的】

1. 掌握细胞的计数方法。
2. 熟悉测量细胞体积的方法。
3. 了解细胞死活鉴别的原理及方法。

【实验原理】

　　细胞培养过程中，需要确定细胞接种密度和数量。细胞计数时，先将贴壁细胞消化下来，制备细胞悬液，然后采用血细胞计数板计数，按白细胞计数方法进行计数。血细胞计数板一般分2个大块，每块中刻有9个 $1mm^2$ 大正方形方格，其中4个角落的正方形再刻有16个小格，深度均为0.1mm，当盖上盖玻片后，每个大方格体积为 $1mm^2 \times 0.1mm = 1.0 \times 10^{-4}mL$。使用时，计算四个大正方形内的平均细胞数目，乘以稀释倍数，再乘以 10^4，即为每毫升培养液中的细胞数目。

　　长度、面积、体积的测量是研究细胞的基本方法之一，由于细胞体积较小，需要借助显微测量计测量。显微测量计是由目镜测微尺和镜台测微尺组成的，两者配合使用。目镜测微尺是放在目镜内的圆形玻片（直径2cm），其上包括100等份小格的刻度尺，每一小格所表示的实际长度随着不同放大倍数的物镜而不同。镜台测微尺全长为1mm，分为100等份，标尺外面有小黑环，易于找到标尺的微尺。在进行显微测量时，先用镜台测微尺标定目镜测微尺每小格的实际长度，移去镜台测微尺，换上被测标本，后用目镜测微尺测标本片上细胞及其他结构的实际长度。

　　活细胞的细胞膜对细胞起保护和屏障作用，允许物质选择性地通过，而细胞死亡后，细胞膜受损，通透性改变。基于此，可以用台盼蓝、伊红、赤藓红、甲基蓝以及荧光染料碘化丙啶或溴化乙锭等为染料鉴别细胞的死亡，以台盼蓝应用最广。上述染液能使死细胞着色，活细胞不被着色。台盼蓝是一种阴离子型染料，不能透过完整的细胞膜，所以经台盼蓝染色后只能使死细胞着色，而活细胞不被着色，甲基蓝有类似的染色机理。正常的活细胞，胞膜结构完整，能够排斥台盼蓝，使之不能够进入胞内；而丧失活性或细胞膜不完整的细胞，胞膜的通透性增加，可被台盼蓝染成蓝色，通常认为细胞膜完整性丧失，即可认为细胞已经

死亡。

【实验用品】

1. **材料** 贴壁细胞。

2. **试剂** 0.4%台盼蓝溶液、70%乙醇、蟾蜍血涂片、0.25%胰蛋白酶液、含10%血清的1640培养液、PBS（磷酸缓冲盐溶液一般作为溶剂，起溶解保护试剂的作用，保护生物蛋白的结构及生物特性，一般的有活性的生物制剂都要用它来稀释）。

3. **器材** 倒置相差显微镜、普通光学显微镜、目镜测微尺、镜台测微尺、细胞计数板、细口滴管、盖玻片、载玻片、试管、吸管、培养瓶（皿）等。

【操作步骤】

1. 细胞计数

（1）制备细胞悬液：从培养箱中取培养细胞一瓶，将瓶中培养液倒入干净试管，然后用吸管加2mL PBS于培养瓶中，轻轻摇动冲洗残留的血清（血清会影响胰蛋白酶的作用），倒掉PBS。再重复洗1次，去掉PBS后，滴加7～8滴0.25%胰蛋白酶液，以湿润整个瓶底为宜，静置消化2～3min，同时在倒置相差显微镜下观察，见到贴壁细胞变圆，彼此分开，立即加回试管中原培养液5mL，以终止消化作用，然后用吸管轻轻吹打瓶中细胞约5min，直至细胞脱落分散于培养液中，便制成了单细胞悬液，吸取细胞悬液放入试管备用。

（2）熟悉细胞计数板：细胞计数板由一块长约7.5cm、宽3.5cm的厚玻璃制成，通常有前后两个计数室。计数室与盖玻片的距离为0.1mm，每个计数室分九大格，各格边长为1mm，每格面积则为1mm²。四角的大格被划分为16个中方格，一般此四大格用作白细胞计数及组织培养的细胞计数；中央的大格划分为25个中方格，每个中方格又划分为16个小格，一般此小格用作红细胞及血小板的计数。用纱布轻轻擦细胞计数板的计数室面（不能用力擦以免损坏其上的刻线），盖上盖玻片于计数室上，将细胞计数板放到显微镜的载物台上，用低倍镜观察熟悉细胞计数板。

（3）滴片：用一次性无菌巴氏吸管吸取一滴细胞悬液（细胞悬液也可先进行稀释，在最后计算时应乘以稀释倍数），滴在细胞计数板上盖玻片边缘，让细胞悬液自然流入计数室内（注意滴加的量不要过多或过少，计数室内不应有气泡存在，否则会影响计数结果），静置2min让细胞下沉后便可在显微镜下观察计数。

（4）计数：计完数后，需换算出每毫升细胞悬液中细胞的数目。由于细胞计数板中每一大方格的面积为0.01cm²，高为0.01cm，这样它的体积为0.0001cm³，即0.1mm³。由于1mL＝1000mm³，所以每一大方格内细胞数×10000＝细胞数/mL，故可按下式计算：细胞悬液细胞数/mL＝4个大格细胞总数/4×10000，如果计数前已稀释，乘以稀释倍数（图9-2）。

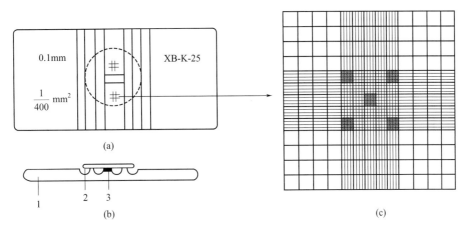

图 9-2　细胞计数板

(a) 正面观；(b) 侧面观（1—血细胞计数板；2—盖玻片；3—计数室）；(c) 显微镜所见方格

2．细胞体积测量

（1）取下目镜，将目镜测微尺的刻度面向下放入镜筒中，再旋上目镜盖后把目镜放回镜筒。

（2）将镜台测微尺盖玻片面朝上放在载物台上，用低倍镜观察，调节焦距看清镜台测微尺的刻度。

（3）移动镜台测微尺，同时转动目镜，使目镜测微尺与镜台测微尺平行靠近，并将两尺的"0"点刻度线或某刻度线对齐。从左向右查看两尺刻度线另一重合处，记录重合线间目镜测微尺和镜台测微尺的格数。用下式计算目镜测微尺每小格表示的实际长度：

目镜测微尺每小格实际长度＝镜台测微尺格数×10μm/目镜测微尺格数

（4）以同法用高倍镜测量目镜测微尺每格的长度。

（5）移去镜台测微尺，换上蟾蜍血涂片，用目镜测微尺测量细胞长度与宽度，取各自的一般为长半径和短半径，代入公式求体积：椭圆形 $V=4/3\pi ab^2$（a、b 分别为长短半径）。

（6）以同法用高倍镜测量红细胞核的体积。

3．细胞死活的鉴定

（1）配制 4% 台盼蓝母液：称取 4g 台盼蓝，加少量蒸馏水研磨，加蒸馏水至 100mL，用滤纸过滤，4℃ 保存。使用时用 PBS 溶液稀释至 0.4%。

（2）胰蛋白酶液消化贴壁细胞，制备单细胞悬液，并作适当稀释。

（3）染色：细胞悬液与 0.4% 台盼蓝溶液以 9：1 比例混匀（终浓度 0.04%）。

（4）计数：在 3min 内，分别计数活细胞和死细胞。

（5）镜下观察，死细胞被染成明显的蓝色，而活细胞拒染呈无色透明。

【结果观察】

细胞染色结果显示，部分细胞呈蓝色，如图 9-3 箭头所指细胞，此为死细胞被台盼蓝染色，部分细胞呈无色透明状，此为活细胞拒染台盼蓝。

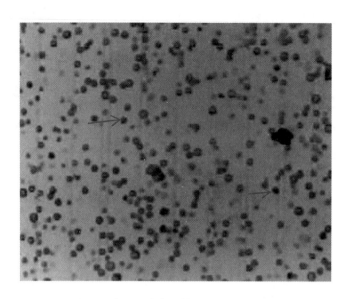

图 9-3　台盼蓝染色（箭头所指为死细胞）

【注意事项】

（1）在进行方格查数时注意：数上不数下，数左不数右。

（2）实验涉及的台盼蓝染料有致癌危险，因此滴加染液时应小心，防止溅到皮肤上。

（3）动物细胞培养使用的所有器皿、用具、溶液等必须经过严格消毒或除菌处理，才能进超净工作台中使用，整个实验过程都要有无菌操作的观念，避免细胞被污染。

（4）在超净工作台内点燃酒精灯后，实验操作应在火焰的附近进行，耐热物品要经常在火焰上烧灼，金属器械烧灼后要待其冷却才能夹取组织，经过培养液的用具不能长时间烧灼，以免烧焦形成碳膜。

（5）超净工作台内吸取溶液用的各种吸管等不能混用，以免相互污染。

（6）在超净工作台中，组织细胞、培养液等不能敞开暴露过久，以免溶液蒸发和 pH 发生变化。

（7）器皿、离心管培养瓶等在离开超净工作台前必须将盖子或橡皮塞盖紧，以防止细胞污染或溶液漏出。

（8）务必使细胞分散成单个细胞，趋于计数前，应充分混匀细胞悬液。显微镜下计数时，遇到两个以上细胞组成的细胞团，应按单个细胞计算。如果细胞团＞10％，说明细胞分散不充分。

（9）台盼蓝染细胞时，时间不宜过长，否则活细胞也会逐渐积累染料而染成颜色，会干扰计数。最好在 3min 以内计数。

【思考题】

1. 染色法是一种便捷的鉴定死活细胞的常用方法，它通常利用了死活细胞哪两个性质上的差异？

2. 假如染色时间延长，对实验结果的判断会有影响吗？为什么？

【案例讨论】

患者因皮下出血、头昏乏力前来医院就诊。主诉近1个月来身体出现全身皮肤瘀点、瘀斑，可自行消退，后渐出现头昏、乏力等症状，1天前，尿液呈红色，伴发热，偶有咳嗽。经医生查体：全身皮肤见散在瘀点、瘀斑，牙龈出血，腹软，移动性浊音阴性，双下肢中度凹陷性水肿。血常规检验结果显示：白细胞增多，红细胞减少，血红蛋白减少，血小板减少，淋巴细胞减少，中性粒细胞减少。

分析讨论：

1. 细胞分类计数常见项目有什么？

2. 细胞分类计数的临床意义是什么？

3. 该患者患有什么疾病？

4. 该患者需给予什么样的治疗？

（屈小虎）

实验三　培养细胞的冻存、复苏及运输

【实验目的】

1. 熟悉细胞冻存的原理。
2. 掌握细胞的冻存、复苏及运输的方法。

【实验原理】

在细胞的传代培养过程中，需要培养器具、培养液及各种准备工作，且细胞离开活体培养后开始原代培养，其生物特性会发生变化。而且，随着传代次数增加，细胞的生物特性也会发生变化，因此及时冻存与复苏至关重要。在低于－70℃的超低温条件下，细胞内部的生化反应极为缓慢，甚至终止。水在低于零度时会结冰。如果将细胞悬浮在纯水中，当温度降低到一定程度下，细胞外部的水分会结冰，导致未结冰的溶液中电解质浓度升高，如果将细胞暴露在这样高溶质的溶液中且时间过长，细胞膜上脂质分子会受到损坏，细胞便发生渗漏。在复温时，大量水分会因此进入细胞内，造成细胞死亡，这种因保存溶液中溶质浓度升高而导致的细胞损伤称为溶质损伤或称溶液损伤。当温度进一步下降，细胞内外都结冰，所形成的冰晶会造成细胞的损失而引起细胞死亡。而在溶液中加入冷冻保护剂，则可保护细胞免受溶质损伤和冰晶损伤，因为冷冻保护剂可与溶液中的水分子结合，降低冰点，减少冰晶的形成，降低未结冰溶液中电解质的浓度，使细胞免受溶质损伤。因此，采取适当的方法将细胞温度降至超低温，可使生命活动固定在某一阶段而不衰老死亡。当以适当的方法将冻存的细胞恢复至常温时，其内部的生化反应又可恢复正常。

存活率是细胞冻存效果的主要指标，冻存的技术水平同样也会影响细胞凋亡比率、细胞贴壁性及生长速度。目前影响冻存效果的因素主要有以下方面：

（1）细胞生长情况：细胞应处于对数分裂期（log phase），细胞状态良好，保存后存活率较高，易恢复正常生长状态。

（2）冷冻保护剂：冷冻保护剂是可以保护细胞，使其免受冷冻损伤的物质，一般需配制成一定浓度的溶液。冷冻保护剂分为渗透性和非渗透性两种，渗透性冷冻保护剂可以渗透到细胞内，如甘油和二甲基亚砜（DMSO）。保护机制主要有：①保护剂在水中发生水合作用，降低溶液冰点，减缓冷冻过程，使细胞慢慢适应降温变化。②进入细胞后提高细胞内渗透压，降低细胞脱水的速率，以免细胞过分脱水皱缩。建议在使用该类保护剂时，需要一定的时间进行预冷，让甘油或 DMSO 等成分渗透到细胞内，在细胞内外达到平衡以起到充分的保护作用。目前 DMSO 的应用比甘油更为广泛，但要注意的是，DMSO 在常温下对细胞的毒性作用较大，而在 4℃时，其毒性作用大大减弱，且仍能以较快的速度渗透到细胞内。所以，冻存时 DMSO 平衡多在 4℃下进行，一般需要 40～60min。非渗透性保护剂如羟乙基淀粉（HES），不能渗透到细胞内，主要使细胞脱水，减少冷冻过程中胞内冰晶的形成。非渗透性冷冻保护剂一般是些大分子物质，主要包括聚乙烯吡咯烷酮（PVP）、蔗糖、聚乙二醇、葡聚糖、白蛋白以及羟乙基淀粉等，其保护机制的假说很多，其中有一种可能是，聚乙烯吡咯烷酮等大分子物质可以优先同溶液中水分子结合，降低溶液中自由水的含量，使冰点降低，减少冰晶的形成；同时，由于其分子量大，溶液中电解质浓度降低，从而减轻溶质损伤。

（3）冷冻保存温度：－196℃是最佳冷冻保存温度，一般生物样品在－196℃可保存10 年以上，对细胞活性无明显影响；－80～－70℃保存几个月而不影响存活率，但长期保存细胞存活率明显降低；－20℃保存 3 天后，大部分细胞会死亡。

（4）冷冻速率：冷冻过程造成细胞伤害的机制主要有：渗透压变化对细胞的损伤和水冷冻形成的冰晶伤害。速率过慢，细胞会失去水分而失活；速度过快，细胞内水分缺乏足够时间外渗，易产生冰晶损伤。不同细胞的质膜渗透性有差异，需要的冷冻保存的条件不同，冻存液组成、冻存速度等条件需要反复摸索。如条件许可，可利用程控降温仪，按设定的降温速率从室温降至－90℃下，再放入液氮保存。

（5）复温速率：复温速率指细胞复苏时升温的速度。一般来讲，复温时间越短复温速率越高。若复温速率太低，细胞内易重新形成冰晶而造成细胞损伤。复温速率合适，不会暴露在高浓度的电解质溶液中过长的时间，从而无冰晶损伤和溶质损伤产生，冻存的细胞经复苏后仍保持其正常的结构和功能。冷冻保护剂对细胞的冷冻保护效果还与冷冻速率、冷冻温度和复温速率有关，而且不同的冷冻保护剂其冷冻保护效果也不一样。一般是在 37℃水浴中1～2min 完成复温。因此，应采用合适的专业的细胞冻存管冻存细胞。

细胞冻存及复苏的基本原则是缓冻速融，最大限度地保存细胞活力。在不加任何条件下直接冻存细胞时，细胞会形成冰晶，造成细胞内发生机械损伤、电解质升高、渗透压改变、脱水、pH 改变、蛋白质变性等，导致细胞的死亡。如果将 5% 甘油或 10%～15% 的二甲基亚砜（DMSO）作为保护剂加入培养液中，可使冰点降低。在缓慢的冻存条件下，能尽量使细胞内水分在冻结前渗透出细胞，抑制细胞内冰晶的形成，减少细胞损伤。复苏细胞应使之快速融化，以较快速度通过细胞最易受损的－5～0℃，保证细胞外结晶在很短的时间内融化，避免因缓慢融化导致水分渗入细胞内形成胞内再结晶而对细胞造成损伤。

【实验用品】

1. **材料**　传代细胞如 HeLa 细胞或其他原代培养细胞。

2. **试剂** 细胞培养基（RPMI1640 或 DMEM）、0.25％胰蛋白酶液、PBS、台盼蓝、冷冻保存溶液（含 10％DMSO 的生长用培养基）、75％乙醇。

3. **器材** 超净工作台、CO_2 培养箱、倒置显微镜、离心机、细胞计数板、离心管、培养瓶、无菌冻存管（塑料螺口专用冻存管或安瓿瓶）、液氮罐、恒温水浴箱、记号笔、泡沫箱等。

【操作步骤】

1. 细胞冻存（图 9-4）

（1）冷冻前 1 天更换半量或全量培养液，观察细胞生长情况。

（2）冻存操作前配制冻存保护液：将 DMSO 按 10％比例加入含血清培养液中，混合均匀，置于室温下待用。

（3）收集细胞，依细胞传代培养操作方法（见前）操作。

（4）于 1000r/min 离心 5min，弃上清液，加入适量冷冻保存溶液，取少量细胞悬浮液用血细胞计数板计数，计算细胞浓度。按比例稀释，使细胞保存终浓度为 $1\times10^6\sim3\times10^6$ 个/mL，混合均匀。分装于已做好标记的冻存管中，每管 1～1.5mL，并取少量剩余细胞悬浮液做污染检测。

（5）冷冻保存方法①：冻存管置于 4℃ 10min，20℃ 30min，－80℃ 16～18h（或过夜），置于液氮罐长期保存。

（6）冷冻保存方法②：冻存管置于已设定好程序（按 1～3℃/min 速率降至－120℃）的等速降温机中进行降温冷冻，待程序完毕后，冻存管置于液氮罐中长期保存。

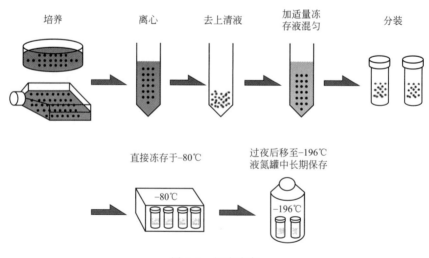

图 9-4 细胞冻存

2. 细胞复苏

（1）将新鲜培养液置于 37℃ 恒温水浴槽中预热，表面消毒，转移至已灭菌的生物安全柜内。

（2）从液氮或干冰容器中取出冻存管，检查盖子是否旋紧（由于热胀冷缩，盖子易松掉），立即移至37℃恒温水浴槽水浴1～2min，在此过程中轻摇冻存管使其全部融化，采用75％乙醇消毒后移入无菌操作台内。

（3）吸出细胞悬液，移入10mL无菌离心管中，并加入10倍体积的新鲜细胞培养液，于1000r/min离心5min。

（4）弃上清液，用5mL含10％～20％血清的新鲜培养液溶解沉淀，吹打均匀后转移至无菌培养瓶，放入5％ CO_2 培养箱中于37℃培养。

3．细胞运输

（1）培养细胞的交流、交换、购买已成为生命科学研究中的一个重要环节，从其他机构索要细胞时，应注意了解细胞的生物学特性、培养液及培养时注意事项以及细胞培养、冻存及复苏等详细资料。

（2）运输细胞的方法有两种，一种为冷冻储存运输，即利用特殊容器内盛液氮或者干冰冻存，保存效果较好，但较麻烦；另一种简单的方法为细胞单层的运输，可根据路程时间来选择细胞数量，一般以细胞长满1/3～1/2瓶底为宜。去掉旧培养液，补充新鲜培养液到瓶颈，保留少许空间，拧紧瓶盖，并用胶带密封。运送时注意防震，防压，一般不超过4～5天到达目的地的情况下，对细胞活力无严重影响，到达目的地后倒出多余的培养液，仅保留维持细胞生长所需液量，37℃培养，次日传代。如短距离携带（市内），可仅保留少量培养液覆盖细胞单层，以防干燥，同时注意保温。

【结果观察】

细胞复苏后1天，可见部分细胞悬浮呈圆形，此为死细胞；部分细胞开始贴壁生长，成功复苏，细胞形态尚未完全恢复，可见细长突起，胞体不够饱满（图9-5）。

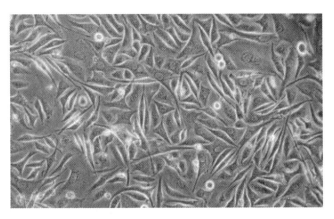

图9-5　细胞复苏后1天

【注意事项】

（1）在使用前要仔细检查塑料冻存管，以防管壁破裂或螺口不配套造成密封不严。

（2）用 DMSO 作为冻存保护剂时，用前应先将冻存液预冷，解冻后应马上洗去保护剂。如用液氮冻存，在液氮罐存取细胞样品时要注意防护，以免冻伤。放细胞时最好戴布手套防护手，打开液氮罐时头应偏向一边防护脸；加液氮时要全面防护好眼、手、脚等身体暴露部位。

（3）取细胞的过程中注意戴好防冻手套、护目镜。细胞冻存管可能漏入液氮，解冻时冻存管中的气温急剧上升，可导致爆炸。

（4）在液氮罐放置样品时应间隔一定距离，系线要沿罐口顺序摆放，以免互相缠绕拿取不便。

（5）常温下二甲基亚砜（DMSO）对细胞的毒副作用较大，因此，必须在 $1\sim2$ min 内便将冻存液完全融化。如果复苏温度太低，会造成细胞的损伤，所以选择 4℃复苏。

（6）贴壁细胞复苏实验标准流程是将解冻后的细胞悬液先进行离心，以去除冷冻保护液 DMSO 对细胞的损伤，但是离心也会对刚复苏的状态欠佳的细胞产生损伤。也有的实验操作是将解冻后的细胞悬液先直接吹打均匀后分装到培养瓶中进行培养，第二天换液，这可能使培养基中少量的 DMSO 对细胞造成损伤。

【思考题】

1．比较细胞在培养液和两种不同冻存保护剂中冻存的效果。
2．比较在两种不同的冷冻保护剂中，室温放置不同时间对细胞活率的影响。

【案例讨论】

案例 1．患者经医院诊断为肺癌 20 个月余，脑及脑膜转移 7 个月余。患者表现为发作性头晕，失忆，同时伴语言障碍，医院给予全身化疗。患者经第 1 周期全身化疗后，第 2 天反复出现头晕，并伴有一定程度的认知障碍，4 天后接受腰椎穿刺及鞘内化疗，当日下午出现躁动，伴意识及言语不清，口角流涎。治疗过程：第 1 次移植胚胎干细胞制剂，第 2 天患者意识恢复，可少量饮食，1 周后身体各项功能恢复良好，可自由活动。第 2 次移植后造血功能、免疫功能恢复。继续化疗，化疗一周期后第 3 次移植胚胎干细胞制剂，短期内改善化疗的毒副作用。移植两次配型血干细胞制剂，恢复免疫监视、直接杀伤残余在体内的肿瘤细胞。干细胞移植后：患者经过 5 次干细胞移植的支持治疗，影像学显示病灶部分消失，各项检验指标如 CA15-3、CYFR AZ21-1 呈下降趋势并接近正常值。目前该患者还在接受治疗中。

分析讨论：

1. 该患者患有什么疾病？

2. 该患者接受胚胎干细胞移植的依据是什么？

3. 胚胎干细胞如何冻存？

4. 细胞冻存技术有哪些？

案例2. 患者因进行性吞咽困难、饮水呛咳、伸舌费力1年，不能进食半个月而入院。入院时查体：精神萎靡，说话无力，伸舌费力，舌肌萎缩，双侧软腭上抬无力，咽反射消失，抬颈无力，双肺呼吸动度减低，四肢肌力Ⅳ级，双上肢远端肌肉轻度萎缩，医院诊断为运动神经元病。行骨髓穿刺，抽取骨髓液40mL，行干细胞胞鞘内移植，1周后可以进流食，2周后可正常进食，但较缓慢，说话声音变大，可独立行走，1个月后随访除饮水轻度呛咳以外，无明显吞咽困难。查体：舌肌萎缩较入院时减轻，可伸舌，咽反射存在，但减弱，四肢肌力Ⅴ级。而后进行第二次干细胞移植，鞘内植入。1周后随访，患者可食鸡蛋，伸舌自如，舌肌萎缩明显减轻，四肢肌力Ⅴ级。3个月后，患者体重增加，面色红润，行走、进食恢复正常。

分析讨论：

1. 该患者诊断为什么疾病？

2. 该患者接受胚胎干细胞的移植的依据是什么？

3. 骨髓干细胞的冻存方法有哪些？

4. 细胞冻存的注意事项有哪些？

（屈小虎）

实验四　动物细胞的融合

【实验目的】

1. 熟悉聚乙二醇（PEG）诱导的细胞融合的基本原理，掌握以 PEG 进行细胞融合的操作方法。

2. 了解聚电诱导的细胞融合的基本原理及细胞融合的操作方法。

【实验原理】

细胞融合（cell fusion）指将两个或多个细胞合并成为一个双核或多核细胞的现象。细胞融合包括质膜的连接与融合，胞质合并，细胞核、细胞器和酶等互成混合体系。通过细胞融合可以形成两类多核细胞，一类多核细胞中含有来自同一种亲本的核，称为同核体（homokaryon）；而另一类融合细胞中含有分别来自两个亲本的核，称为异核体（heterokaryon）。只有异核体才属于杂种细胞。1938 年 Muller 在脊椎动物肿瘤组织中发现多核细胞，20 世纪 50 年代开始了人工细胞融合的研究。1961 年日本科学家冈田（Okada）首次采用仙台病毒（sendal virus，也称日本血凝病毒，hemagglutinating virus of Japan，HVJ）诱导细胞融合并取得成功，开创了人工诱导细胞融合的新领域。目前常用的细胞融合方法主要有病毒诱导法、化学诱导法和电融合法三种方法。

病毒诱导法：许多病毒如疱疹病毒、黏液病毒、仙台病毒等具有凝集细胞的能力。它们一边粘接一个细胞的表面，另一边粘接另一个细胞的表面，从而使 2 个细胞在病毒的作用下靠近并发生融合。灭活的仙台病毒（为 RNA 病毒）被膜上的磷脂成分具有促进细胞融合的作用。病毒诱导细胞融合的主要过程包括：首先是细胞表面吸附许多病毒粒子，接着细胞发生凝集，几分钟至几十分钟后，病毒粒子从细胞表面消失，而就在这个部位相邻接的细胞的细胞膜融合，胞浆相互交流，最后形成融合细胞。

化学诱导法：20 世纪 70 年代后，由于化学融合剂具有使用方便、活性稳定、容易制备和控制等优点，逐渐成为人工诱导细胞融合的主要手段。但是化学融合剂对细胞具有一定的毒性。化学融合剂主要有高级脂肪酸衍生物（如甘油-乙酸酯、油酸、油胺等）、脂质体（如磷脂酰胆碱、磷脂酰丝氨酸等）、钙离子、水溶性高分子化合物、水溶性蛋白质和多肽（如牛血清白蛋白、多聚 L-赖氨酸等）。其中，最常用的是聚乙二醇（polyethylene glycol，

PEG）。在诱导细胞融合方面，PEG 的作用是促使细胞凝聚，破坏互相接触处的细胞膜的磷脂双分子层，使相互接触的细胞膜之间发生融合，进而细胞质沟通，形成一个大的双核或多核融合细胞。由于操作简单，效果稳定，PEG 被作为标准融合剂广泛使用。

电融合法：经过直流电脉冲的诱导，质膜表面的电荷和氧化还原电位发生变化，使异种细胞黏合并发生质膜瞬间破裂，进而质膜开始连接直到闭合成完整的膜形成融合体。

【实验用品】

1. 材料

（1）2％鸡红细胞悬液：肝素抗凝采集鸡翼下静脉血；用 GKN 液洗涤 1～2 次，每次 1500r/min，离心 5min，弃上清液；最后依据红细胞沉淀体积用 GKN 液配成 2％细胞悬液。

（2）HeLa 细胞悬液：取一瓶已生长成单层的 HeLa 细胞，加 6～8 滴 0.25％胰蛋白酶液，缓慢摇晃 5～6 次，弃胰蛋白酶液。加 8mL Hank's 液，冲洗瓶底四角，充分吹打，制成细胞悬液。

（3）人肝癌细胞 HepG2。

2. 试剂
PEG 1000、GKN 液、RPMI 1640 培养液、小牛血清、0.25％胰蛋白酶液、融合液（PM 液）、D-Hank's 溶液、生理盐水、Giemsa 染液、甲醇。

3. 器材
水浴锅、10mL 圆底刻度试管、离心机、天平、显微镜、离心管、血细胞计数板、凹面载玻片、盖玻片、刻度离心管、容量瓶、烧杯、注射器、酒精灯、细胞培养瓶或培养板、CO_2 细胞培养箱、Multiporator 4308 电融合仪等。

【操作步骤】

1. 鸡红细胞的融合

（1）取 1mL 鸡红细胞悬液放入离心管中，加入 4mL 生理盐水，混合均匀后，离心（1000r/min，3min），弃上清液，再用生理盐水重复洗细胞 2 次，最后加入 4mL GKN 液洗涤一次，离心收集细胞。

（2）在细胞中加入 GKN 液（体积比 1∶9），制成 10％的细胞悬液，取细胞悬液计数后，用 GKN 溶液调整细胞密度至 $3 \times 10^7 \sim 4 \times 10^7$ 个/mL。

（3）取调整好细胞密度的细胞悬液 1mL 放入离心管中，置 37℃水浴锅中预热，同时也将 50％ PEG 溶液放入水浴锅中预热备用。

（4）将 0.5mL 预热的 50％ PEG 溶液（沿离心管壁缓缓加入融合液）缓缓加入 1mL 细胞悬液中，边加边摇匀，然后再放入 37℃水浴锅中作用 30～40min。

（5）在试管中加入 GKN 溶液至 8mL，于 37℃水浴锅中静置 20min。取出离心管，离心（1000r/min，3min），弃上清液后，加入 GKN 溶液悬浮细胞，再次离心收集细胞。

（6）将少量 GKN 溶液加入离心管内，充分混匀后取出少量细胞悬液，制备细胞涂片。

（7）细胞干燥后用甲醇固定 10min，晾干后用 Giemsa 染液染色 8～12min，水洗（或 HE 染色），干燥后在显微镜下观察细胞融合情况。

2. 培养细胞的融合

（1）准备细胞材料：吸取细胞悬液（单独或混合）1mL，离心（1000r/min，3min）。弃上清液后加入 D-Hank's 溶液制成细胞悬液，1000r/min 离心 2min，洗去残留血清；弃上清液后保留下层细胞及少量上清液共计 0.1mL，轻弹离心管下方使之成为细胞悬液。

（2）加 PEG 融合：用手指轻弹离心管底部，使沉淀松散，同时将离心管放入 37.5℃ 水浴锅中 1～2min。随即吸取预热至 37℃ 的 50%PEG 溶液 0.5mL，逐滴加入细胞沉淀中，边加边轻摇离心管，维持细胞在 PEG 中；1min 内加完，加完后再静止 1min。

（3）向试管中缓慢滴加 8mL 预热至 37℃ 的 GKN 液，轻轻混匀，静置 20～30min。

（4）除融合剂：1500r/min 离心 5min，弃上清液。

（5）用 1mL GKN 液重悬细胞，制备装片，观察融合现象。

（6）随机计数 200 个细胞，计算融合率。

3. 细胞的电融合

（1）取处在对数生长期的细胞，采用一般传代方法消化收集细胞，制备细胞悬液。用融合液（PM）洗涤悬浮细胞 2 次（每次 1000r/min，离心 5min）收集细胞，计数，用新鲜融合液调整细胞密度为 $3×10^6$ 个/mL。

（2）设置电融合仪参数，将悬浮细胞转移到相应的融合室内。接通电源，打开仪器开关，屏幕提示出现真核细胞电转化工作模式，选择 MODE 按钮至真核细胞电融合工作模式（CO）。

（3）预实验选择工作参数，用少量细胞摸索最佳融合条件，设置不同的电融合参数，在倒置相差显微镜下观察细胞融合效果。

（4）按 SET 键设定目标参数。以人肝癌细胞系 HepG2 为例，选择脉冲前电压为 6.5V，时间为 60s；脉冲工作电压设置为 300V，工作时间为 $60\mu s$，3 次；然后设置脉冲后电压 6.5V，工作时间为 60s。

（5）按开始键（START）工作。屏幕提示充电（Charge），充电结束后开始放电，同时屏幕开始闪动。实验结束后，仪器发出双声提示，屏幕显示工作状态参数。

（6）用培养液洗涤细胞 2 次（1000r/min，离心 3min），计数，调整细胞密度并转移 24 孔培养板，补足细胞培养液，置于 37℃ 5% CO_2 细胞培养箱下培养。

（7）选择培养 4 天后可观察到杂交细胞克隆。

【结果观察】

高倍镜下观察，鸡红细胞为椭圆形。HE 染色结果显示细胞质染成浅红色，细胞核位于细胞中央，核为蓝色，可以见到部分融合后的双核细胞。

融合过程分为 5 个阶段：两个细胞的细胞膜之间相互接触、粘连；接触部位的细胞膜破溃；两细胞的细胞质相通，形成细胞质通道；通道扩大，两细胞连成一片；细胞质合并完成，形成一个含有两个或多个核的圆形细胞。镜下观察，得到的融合细胞有双核至多核，总的细胞融合率一般为 10%～30%。

高倍镜下观察，悬浮状态的人肝癌 HepG2 细胞在融合前呈圆形，散在分布在融合液中，在电场的作用下细胞排列成串，细胞在融合过程中聚集，可见部分细胞发生了融合。

【注意事项】

(1) 融合率的高低依分子量和浓度的不同而异。实验证明，平均分子量为 400～6000 的各种 PEG，在 40%～60%浓度范围内，均能使细胞融合。PEG 的分子量和浓度越大，其融合率越高，但其细胞毒性和黏度也随之增大。因此，在 PEG 浓度为 40%、45% 和 50%时，以 PEG 1000 的融合效率最佳；而当浓度增大至 55% 和 60%时，则转变为 PEG 400 最好。若将两者相比，仍以浓度 50%的 PEG 1000 的融合率居高，且残留培养液稀释而致融合率的影响最小。此即大多采用浓度 50%的 PEG 1000 作为融合剂的主要原因。

(2) 必须严格控制 PEG 处理的时间，PEG 处理以 2～3min 为宜。PEG 处理时间不宜过长，否则会导致细胞破坏或有多个细胞彼此融合形成巨大的合胞体。

(3) 经 PEG 处理后加 GKN 液混匀时应轻轻吹打，以减少初融合的细胞分开。

(4) 为保证融合结果的一致性，要求具有高阻抗的培养基以避免过量的热量储存，且 pH、渗透压浓度、二价阳离子浓度、无菌性和内毒素水平等都要进行很精确的控制。

(5) 电融合中的主要参数包括交流电压、交变电场的振幅频率、交变电场的处理时间、直流高频电压、脉冲宽度、脉冲次数等。这些参数依细胞种类的不同而不同，必须通过预实验来确定。

【思考题】

1. 在显微镜下按顺序绘制所观察到的细胞融合各阶段，并注明主要特点。

2. 用于细胞融合的 PEG 的适宜分子质量标准范围是多少？

3. 测定的细胞融合率为多少？查阅资料分析提高 PEG 介导的细胞融合率的可能途径。

4. 简述化学诱导细胞融合和电诱导细胞融合的原理。

【案例讨论】

患者月初发现双乳肿块，入院彩超提示：左乳内上及右乳外侧存在不均质团块，双侧腋窝及左侧锁骨下淋巴结肿大，考虑转移可能。行穿刺活检，病理诊断：（左乳）浸润性导管癌，（左锁骨下淋巴结）转移性低分化癌。肿块穿刺免疫组化结果：ER 阳性，PR 阴性，HER-2 阳性，Ki67 阳性。左锁骨下淋巴结免疫组化结果：ER 阳性，PR 阴性，HER-2 阳性，Ki67 阳性。（右乳）导管原位癌（高级别）。右乳肿块穿刺免疫组化导管周围 p63、SMA、CK5/6、Calponin 均表达阳性，HER-2 阳性。

分析讨论：

1. 该患者患有什么疾病？

2. 医生使用曲妥珠单抗和帕妥珠单抗双靶向治疗方案，基于什么？

3. 医学上如何制备曲妥珠单抗和帕妥珠单抗，基于什么技术？

4. 制备抗体的技术需要注意哪些事项？

（屈小虎）

附录

附录一　医学细胞生物学绘图

　　生物绘图是医学生必备的基本功，包括绘制肉眼观察到的活体生物、制作的各种不同类型的标本和显微镜下所观察的标本。

　　显微镜下生物绘图的基本方法和要求：

　　（1）生物绘图工具：HB 铅笔、绘图橡皮、直尺。

　　（2）绘图纸应放在显微镜旁边，绘图人执笔于一侧的桌面上。

　　（3）图的位置、大小应与绘图纸相适应。因图的右侧和下方需写文字说明，所以图应绘在绘图纸上偏左上方的位置。

　　（4）应找到最典型、最能说明绘图目的的物像来绘图。

　　（5）绘图内容应真实、工整干净。图中各结构的形态、位置、大小比例和深浅一定要真实合理。

　　（6）物像中的明暗部分要用疏密不同的铅笔尖点成的细小点表示在绘图中。

　　（7）图中的名称标写应尽量从图中向右引出直线后水平右延，各引线末端在同一垂线上。名称应用汉字写在引线末端的右侧。

　　在图的正下方写出所绘标本的名称；在图的右下角写明放大倍数、绘图时间和绘图人。所有文字一定要工整清晰。

（陈同强）

附录二 医学细胞生物学基本实验技术

一、常用实验动物

实验动物种类很多，常用的有蟾蜍、小白鼠、大白鼠、豚鼠、猫、兔和狗等。在医学实验中，常常根据不同的实验目的而选用不同的动物进行实验研究。在细胞生物学实验中，最常用的动物是小白鼠和蟾蜍，下面对这两种实验动物做一简单的介绍。

（一）小白鼠

小白鼠是实验室最常用的一种动物，价格低廉，便于大量繁殖，对动物实验同种、纯种、性别和年龄的要求，比较容易满足，生活条件也容易控制。因而只要符合实验要求应尽量采用。它特别适用于需要大量动物的实验，容易满足统计学的要求。

1. **捉拿方法** 将小白鼠放在鼠笼盖铁网上，用右手持其尾巴向后拉，小鼠则会尽力向前蹬。用左手拇指和食指抓住其头顶部皮肤，然后用左手小指与手掌之间夹住其尾巴。

2. **给药方法** 小白鼠的给药途径有经口给药、腹腔内注射、尾静脉注射、皮下注射、皮内注射和肌内注射等。其中腹腔注射具体方法如下：左手捉住小鼠，在其腹正中线稍外侧（避开膀胱和血管）用酒精消毒后，首先将注射针头向头部方向刺入皮下，进针 $1\sim2mm$ 后，再以 $45°$ 角刺穿腹部肌肉而进入腹腔（刺穿腹肌时有一落空感），针头刺入腹腔后切勿左右摆动，以免损伤肠管或肝脏。

3. **处死方法** 处死应以安乐死为原则，使之无痛苦并迅速死亡。常用的方法有颈椎脱位法、断头法和二氧化碳吸入法等，断头法需用特殊的断头器，二氧化碳吸入法则将小鼠放入盛有二氧化碳的容器内即可。颈椎脱位法的具体方法是：左手拇指和食指按住小白鼠的头部，右手捉住其尾巴用力向后方拉，使其颈椎脱位而立即死亡。

（二）蟾蜍

蟾蜍是两栖类动物，由于其取材方便，亦常用于多种实验。因其细胞较哺乳类动物的细胞大得多，故常用于观察细胞形态的实验。

1. **雌雄鉴别** 通常雄蟾蜍个体较小，背面呈黑绿色，体侧有浅色的斑纹，前肢粗壮，第3指内侧近基部背面有黑色婚垫，无声囊。雌蟾蜍个体较大，背面呈深乳黄色，腹面具有乳黄色、棕色与黑色形成的花斑。

2. **捉拿及处死方法** 常用解剖针捣毁其脑组织和脊髓，即捣髓法处死蟾蜍。具体方法是左手握住蟾蜍的身体和四肢，使其腹部贴于掌心，食指压住蟾蜍头部前端使其尽量腹屈。

在头与躯干之间可触及一凹陷（即枕骨大孔所在处），右手持解剖针直插入此凹陷1~2mm，随即将针尖转向头侧插入颅腔捣毁脑组织，然后将解剖针抽回并转向尾侧刺入脊椎管内捣毁其脊髓，直至蟾蜍四肢松软，呼吸消失为止。

二、徒手切片制作

徒手切片法是指手持刀片将新鲜的或固定的实验材料切成薄片的制作方法。徒手切片法是指不需要专门的仪器设备，材料也不需要特殊的化学试剂处理，而直接将新鲜的或固定的材料（一般为木质化程度较低的植物）切成薄片的方法。徒手切片法的优点是不需要复杂的设备，方法简便，制片迅速，而且能观察到植物组织的自然色泽和活体结构，常用于研究植物解剖结构、细胞组织化学成分，植物资源鉴定等。同时，它具有利于临时观察、能够较快得到结果的优点。缺点是对于体积过小、太软、太硬的材料则难于切片，而且不能制成连续切片。

切片时，将材料用左手大拇指和食指夹住，并使材料的轴面与水平面相垂直，将材料的上端露出一小段，不宜太多，否则材料不易固定。材料的下端可用中指顶住，切片时将材料缓缓向上顶，右手以拇指和食指把持刀片，切口向内，位置固定后即可切片。

切片时右手持刀并沾水，使之润滑，然后刀口应以水平方向斜滑，不可向内平切，更不可向外切，右手保持稳定，千万不可两手同时拉动（初学徒手切片的同学一时没有这种习惯，可将左手臂贴在桌上，右手持刀进行切片）。每切几片后，就把所切材料的薄片移入盛有清水的培养皿中，以备实验用。

注意不要斜切，如果切面倾斜应立即纠正，然后再继续切，材料要切得平而薄。

三、常用手术器械及操作方法

细胞生物学实验中常用到的手术器械包括解剖针、手术刀、手术剪、血管钳和手术镊等。以下是对这几种手术器械及操作方法的简单介绍。

（一）解剖针

用于挑、刺等。常用来捣髓处死蟾蜍，持法如执笔法。

（二）手术刀

手术刀指由刀片和刀柄组成用于切割人体或动物体组织的特制刀具，是外科手术中不可缺少的重要手术工具。手术刀由刀柄和可装卸的刀片两部分组成。根据刀片和刀柄的连接形式可以分为可拆卸手术刀和固定手术刀两种类型，其中可拆卸手术刀应用更加普遍。刀柄通常与刀片分开存放和消毒。刀片应用持针器夹持安装，切不可徒手操作，以防割伤手指。装载刀片时，用持针器夹持刀片前端背部，使刀片的缺口对准刀柄前部的刀楞，稍用力向后拉动即可装上。取下时，用持针器夹持刀片尾端背部，稍用力提起刀片向前推即可卸下。

使用方法视切口大小、位置等不同分为指压式、抓持式、执笔式及反挑式等。

1. **指压式** 为最常用的一种执刀方法，发挥腕和手指的力量，多用于腹部皮肤切开及切断钳夹的组织。

2. **抓持式** 用于切割范围较广、用力较大的坚硬组织，如筋腱、坏死组织、慢性增生组织等，力量在手腕。

3. **执笔式** 用以切割短小切口，用力轻柔而操作精细，如分离血管和神经以及切开腹膜小口等，动作和力量主要在手指。

4. **反挑式** 是执笔式的转换形式，刀刃由内向外挑开，以避免深部组织或器官损伤，如腹膜切开或挑开狭窄的腱鞘等。

（三）手术剪

手术剪是主要用于剪断皮肤或肌肉等粗软组织的一种临床手术常用医疗器械。手术剪分为组织剪和线剪两大类，组织剪刃薄、锐利，有直弯两型，大小长短不一，主要用于分离、解剖和剪开组织，通常浅部手术操作用直组织剪，深部手术操作一般使用中号或长号弯组织剪。线剪多为直剪，又分剪线剪和拆线剪，前者用于剪断缝线、敷料、引流物等，后者用于拆除缝线。结构上组织剪的刃较薄，线剪的刃较厚，使用时不能将组织剪代替线剪，以免损坏刀刃，缩短剪刀的使用寿命。拆线剪的结构特点是一页钝凹，一页尖而直。正确的执剪姿势为拇指和无名指分别扣入剪刀柄的两环，中指放在无名指的剪刀柄上，示指压在轴节处起稳定和导向作用。剪割组织时，一般采用正剪法，也可采用反剪法，还可采用扶剪法或其他操作。

（四）血管钳

血管钳有蚊式血管钳（有弯、直两种）、直血管钳、弯血管钳和有齿血管钳等类型。血管钳是主要用于止血的器械，此外，还可用于分离、解剖、夹持组织，也可用于牵引缝线，拔出缝针或代镊使用。

血管钳的正确执法基本同手术剪，有时还可采用掌握法或执钳操作，应避免执钳方法错误。关闭血管钳时，两手动作相同，但在开放血管钳时，两手操作则不一致。开放时用拇指和示指持住血管钳一个环口，中指和无名指持住另一环口，将拇指和无名指轻轻用力对顶一下，即可开放。

（五）手术镊

手术镊用于夹持或稳定或提起组织以利切开组织的缝合，有不同长度的手术镊，尖端分为有齿及无齿，又有长型、短型、尖头、钝头之分，应注意选择。正确的持镊姿势是拇指对示指与中指，把持两镊脚的中部，稳而适度地夹住组织。

（李　丰）

附录三　细胞培养中的清洗与灭菌

一、常用的消毒和灭菌方法

消毒灭菌的方法分为物理法和化学法两类。前者包括高压蒸汽灭菌、煮沸、干烤灭菌、灼烧与火焰灭菌、熏蒸消毒、射线消毒法及过滤除菌等，后者主要指使用化学消毒剂等，此外，还有抗生素灭菌。

（一）物理消毒法

1. 高压蒸汽灭菌　是一种可靠、经济、快速灭菌的方法，灭菌后无残留毒素。对生物材料有良好的穿透力，能造成蛋白质变性凝固而使微生物死亡。在不同的压力下，蒸汽所达到的温度不同，不同消毒物品所需的有效消毒压力和时间也不相同。

2. 煮沸　是最简单有效的消毒方法，不需要特殊设备即可进行，煮沸100℃，5min，能杀死一般细菌的繁殖体。许多芽孢需经煮洗5～6h才死亡，水中加入2%碳酸钠，可提高其沸点达105℃，既可促进芽孢的杀灭，又能防止金属器皿生锈。

3. 干烤灭菌　利用热辐射及干热空气进行灭菌。一般将待检灭菌的物品如金属、玻璃、陶瓷制品包装后，均可在烤箱内干热灭菌，通常加热至160℃，保温2h可完全灭菌。但不宜超过170℃，因玻璃量具易变形。降温过速，骤冷易引起玻璃器皿炸裂，干热灭菌时装入干烤箱内的物品切勿紧密，应有空隙，利于热空气流动，过密会导致温度不均，部分物品灭菌不彻底。

干热灭菌后要关掉开关并使物品逐渐冷却后再打开，切忌立即打开，以免温度骤变而使箱内的玻璃器皿破裂。

4. 灼烧与火焰灭菌　灼烧主要是用于接种工具灭菌，在火焰上灼烧即可达到彻底灭菌。火焰灭菌通常用于无菌操作中，将试管口、玻璃瓶口、硅氟塑料塞等反复通过火焰数次，利用火焰对管口等进行灭菌，阻止管口污染，作为无菌操作过程中的辅助灭菌手段。

5. 射线消毒法　利用紫外线灯进行照射灭菌的方法。紫外线是一种低能量的电磁辐射，可以杀灭多种微生物。紫外线的作用机制是通过对微生物的核酸及蛋白质等的破坏作用而使其灭活。适合于实验室空气、地面、操作台面灭菌。灭菌时间为30min。用紫外线杀菌时应注意，不能边照射边进行实验操作，因为紫外线不仅对人体皮肤有伤害，而且对培养物及一些试剂等也会产生不良影响。

6. 过滤除菌　是将液体或气体通过有微孔的滤膜过滤，使大于滤膜孔径的细菌等微生物颗粒阻留，从而达到除菌的方法。过滤除菌法大多用于遇热易发生分解、变性而失效的试剂、酶液、血清、培养液等。目前，常用微孔滤膜金属滤器或塑料滤器正压过滤除菌，或用玻璃细菌滤器、滤球负压过滤除菌。滤膜孔径应在 $0.22 \sim 0.45 \mu m$ 范围内或用更小的细菌滤膜，溶液通过滤膜后，细菌和孢子等因大于滤膜孔径而被阻，并利用滤膜的吸附作用，阻止小于滤膜孔径的细菌透过。

（二）化学消毒法

化学药品消毒灭菌法是应用能杀死微生物的化学制品进行消毒灭菌的方法。实验室桌面、用具及洗手用的溶液均常用化学药品进行消毒杀菌。常用消毒剂有煤酚皂溶液、0.25% 苯扎溴铵、1% 氯化汞、$3\% \sim 5\%$ 甲醛溶液及 75% 乙醇等。在使用时应注意安全，特别是用在皮肤或实验材料上的消毒剂，须选用合适的药剂种类、浓度和处理时间，才能达到安全和灭菌的目的。常用化学消毒剂按其杀灭微生物的效能可分为高效、中效、低效消毒剂三类。

1. 高效消毒剂　能杀灭包括细菌芽孢和真菌孢子在内的各种微生物，能灭活所有病毒。可作为灭菌剂使用的一定是高效的化学消毒剂，如含氯或含碘消毒剂、过氧乙酸、过氧化氢、臭氧、甲醛、戊二醛和环氧乙烷等。

2. 中效消毒剂　能杀灭细菌芽孢以外的各种微生物。如乙醇（酒精）和煤酚皂溶液等。

3. 低效消毒剂　只能杀灭一般细菌繁殖体、部分真菌和亲脂性病毒，不能杀灭结核杆菌、亲水性病毒和细菌芽孢。如氯己定和苯扎溴铵等。

处理直接接触损伤皮肤黏膜或经皮肤进入组织器官的物品，应用高效消毒剂，处理不直接进入组织器官或仅接触未破损的皮肤黏膜的物品，可以用中效消毒剂。

（三）抗生素灭菌

抗生素主要用于消毒培养液，是培养过程中预防微生物污染的重要手段，也是微生物污染不严重时的急救方法。不同抗生素杀灭的微生物不同，应根据需要选择。

二、玻璃器械清洗和消毒

实验中玻璃仪器、塑料器皿是否彻底清洗净是非常重要的，所用的玻璃仪器等清洁与否直接影响实验的结果，往往由于仪器的不清洁或被污染而造成较大的实验误差，有时甚至会导致实验的失败。在生物化学实验或细胞培养中对玻璃仪器清洁程度的要求更高，因为生物化学实验中蛋白质、糖、核酸等对许多常见的污染杂质（如金属离子、去污剂和有机物残基等）十分敏感，稍有杂质，影响就很大。用于细胞培养的玻璃器皿如果留有杂质，会影响细胞的生长和贴壁。

（一）选用合适的洗涤液

1. 纯酸洗液　根据玻璃器皿污垢的性质，直接用浓盐酸、浓硫酸或浓硝酸浸泡或浸煮器皿。注意浸煮时温度不宜太高，否则浓酸易挥发。纯酸洗液用于洗去玻璃器皿的碱性物质及大多数无机物残渣。

2. 纯碱洗液　纯碱洗液多采用 10% 以上的浓氢氧化钠（NaOII）、氢氧化钾（KOH）或碳酸钠（Na_2CO_3）浸泡或浸煮器皿。碱液加热（可煮沸）使用，其去油效果较好，但煮的时间太长会腐蚀玻璃。纯碱洗液适合于洗涤被油脂沾污的玻璃器。

3. 碱性高锰酸钾洗液　碱性高锰酸钾洗液配法：取高锰酸钾 4g 加少量水溶解后，再加入 10g 氢氧化钠，用水稀释至 100mL。碱性高锰酸钾洗液适合于洗涤油污或其他有机物，作用缓慢，洗后容器沾污处如果有褐色二氧化锰析出，再用浓盐酸或草酸洗液，硫酸亚铁、亚硫酸钠等还原剂去除。

4. 重铬酸钾洗液　重铬酸钾洗液是用重铬酸钾和浓硫酸配成的。重铬酸钾在酸性溶液中，有很强的氧化能力，所以在实验室内使用广泛。

可配制 5%～12% 的重铬酸钾洗液。例如，配制 5% 的洗液 400mL，将研细的重铬酸钾 20g 溶于 40mL 水中，慢慢加入 360mL 浓硫酸（千万不能将水或溶液加入 H_2SO_4 中），边倒边用玻璃棒搅拌，并注意不要溅出，混合均匀，待冷却后，装入洗液瓶备用。新配制的洗液为红褐色，氧化能力很强，使用时要注意以下几点。

（1）洗涤液中的硫酸具有强腐蚀作用，玻璃器皿浸泡时间太长，会使玻璃变质，因此要定时将器皿取出冲洗。

（2）洗涤液如果沾污衣服和皮肤应立即用水洗，再用苏打水或氨液洗。如果溅在桌椅上，应立即用水洗去或湿布抹去。

（3）玻璃器皿投入前，应尽量干燥，避免洗涤液稀释。

（4）此液的使用仅限于玻璃和瓷质器皿，不适用于金属和塑料器皿。

（5）有大量有机质的器皿应先行擦洗，然后再用洗涤液，这是因为有机质过多，会加快洗涤液失效，此外，洗涤液虽为很强的去污剂，但也不是所有的污迹都可清除。

（6）盛洗涤液的容器应始终加盖，以防氧化变质。

（7）洗涤液可反复使用，但当其变为墨绿色时即已失效，不能再用。

5. 有机溶剂　带有脂肪性污物的器皿，可以用汽油、甲苯、二甲苯、丙酮、乙醇、三氯甲烷、乙醚等有机溶剂擦洗或浸洗。清洗的原理主要是有机溶剂能溶解油脂，或某些有机溶剂能与水混合且挥发快，用有机溶剂冲洗一下带水的仪器将水洗去。例如，用甲苯、二甲苯和汽油等可以洗油垢，乙醇、乙醚和丙酮可以冲洗刚洗净而带水的仪器。但用有机溶剂作为洗液浪费较大，能用刷子洗刷的大件仪器尽量采用碱性洗液，只有无法使用刷子的小件或特殊形状的仪器才使用有机溶剂洗涤，如活塞内孔、移液管尖头、滴定管尖头、滴定管活塞孔、滴管和小瓶等。

6. 洗消液　为了防止对人体的侵害，检验过致癌性化学物质的器皿，在洗刷之前应使用对这些致癌性物质有破坏、分解作用的洗消液进行浸泡，然后再进行清洗。

在食品检验中经常使用的洗消液有 1% 或 5% 次氯酸钠溶液、20% HNO_3 和 2% $KMnO_4$ 溶液。

1% 或 5% NaClO 溶液对黄曲霉毒素有破坏作用。用 1% NaClO 溶液对污染的玻璃仪器浸泡半天或用 5% NaClO 溶液浸泡片刻后，即可达到破坏黄曲霉毒素的作用。

（二）玻璃器械的清洗和消毒

1. 新的玻璃器皿的清洗和消毒

（1）浸泡：新购进的玻璃器皿常带有灰尘，呈弱碱性，或带有铅等有害物质，故先用自来水浸泡过夜、水洗；然后再用 2%～5% 盐酸浸泡过夜或煮沸 30min，水洗。使用后的玻璃器皿常有大量的蛋白质附着，干涸后不易刷洗掉，因此要立即用清水浸泡，便于刷洗工作能顺利进行。

（2）刷洗：用软毛刷、优质洗涤剂刷去器皿上的杂质，冲洗晾干。去污粉中含有砂粒，会严重破坏玻璃器皿的光洁度，因此禁止使用去污粉。

（3）浸酸：浸酸之前要把洗涤剂冲干净，将器皿浸泡于清洁液 24h，不得少于 6h。清洁液由重铬酸钾、浓硫酸及蒸馏水配制而成，具有很强的氧化作用，去污能力很强。经清洁液浸泡后，玻璃器皿残留的未刷洗掉的微量杂质可被完全清除。

（4）冲洗：先用自来水充分冲洗，吸管等冲洗 10min，瓶皿需反复冲洗 10 次以上，然后再经蒸馏水漂洗 3 次，不留死角，晾干或烘干备用。

玻璃器皿的洗净标志是水倾倒出以后，器壁上没有水滴，否则重新洗涤，若重洗以后仍挂有水珠，则需要用洗液浸泡数小时后（或用去污粉擦洗），重新清洗。

2. 使用过的玻璃器皿的清洗和消毒

（1）刷洗、烘干：使用过的玻璃器皿可直接泡入煤酚皂溶液或洗涤剂溶液中，泡过煤酚皂溶液（洗涤剂）的器皿要用清水刷洗干净，然后烘干。

（2）泡酸、清洗：烘干后泡入清洁液（酸液），12h 后从酸缸内捞出器皿立即用自来水冲洗（避免蛋白质干涸后黏附于玻璃上难以清洗），再用蒸馏水冲洗 3 次。

（3）烘干、包装：洗干净的器皿烘干后取出用牛皮纸（油光纸）等包装，以便于消毒储存及防止灰尘和再次被污染。

（4）高压消毒：包装好的器皿装入高压锅内，盖好盖子，打开开关和安全阀，随着温度的上升安全阀冒出蒸汽，当蒸汽成直线冒出 3～5min 后，关闭安全阀，气压表指数随之上升，当指针指向 15 磅时，调节电开关维持 20～30min 即可（玻璃培养瓶消毒前可将胶帽轻轻盖上）。

（5）烘干备用：因为高压消毒后器皿会被蒸汽打湿，所以要放入烤箱内烘干备用。

三、金属器械清洗和消毒

新购进的金属器械常涂有防锈油，先用沾有汽油的纱布擦去油脂，再用水洗净，最后用酒精棉球擦拭，晾干。用过的金属器械应先以清水煮沸消毒，再擦拭干净，使用前以蒸馏水煮沸 10min，或包装好以 101.3kPa 高压灭菌 15min。

四、塑料和橡胶清洗和消毒

（一）塑料器皿清洗和消毒

塑料器皿的清洗按照以下程序进行：自来水充分浸泡→冲洗→2% NaOH 浸泡过夜→自

来水冲洗→2％～5％盐酸浸泡 30min→自来水冲洗→蒸馏水漂洗 3 次→晾干→紫外线照射 30min（或先用 75％乙醇浸泡、擦拭，再用紫外线照射 30min）。凡能耐热的塑料器皿，最好经 101.3kPa（121.3℃）高压灭菌。

（二）胶塞等橡胶类的清洗和消毒

新购置的胶塞等橡胶类先经自来水冲洗→2％NaOH 煮沸 15min→自来水冲洗→2％～5％ HCl 煮沸 15min→自来水冲洗 5 次以上→蒸馏水冲洗 3 次以上→蒸馏水煮沸 10min，倒掉沸水让余热烘干瓶塞等，或用蒸馏水冲洗晾干，整齐摆放于小型金属盒内，101.3kPa 高压灭菌。

（李　丰）

附录四　常用试剂的配制

一、生物标本染色剂

（一）生物标本染色剂简介

在做生物医学实验时，为了更好地观察到实验效果，通常会选用合适的染色剂染色，通过染色能够更好地对生物标本进行观察。染色剂依据来源可分为天然染色剂和人工合成染色剂，不同的实验根据情况选择不同的染色剂。

1. 天然染料　天然染料多从植物体中提取得到，其成分复杂，常见的种类有苏木精、洋红等。

（1）苏木精：苏木精是从南美的热带豆科植物苏木中用乙醚浸制出来的一种色素，是最常用的染料之一。苏木精不能直接染色，必须暴露在通气的地方，使它变成氧化苏木精（又叫苏木素）后才能使用，这个过程叫做"成熟"。被染材料必须经金属盐作媒染剂作用后才有着色力，所以在配制苏木精染剂时都要用媒染剂，常用的媒染剂有硫酸铝铵、钾明矾和铁明矾等。

苏木精是淡黄色到锈紫色的结晶体，易溶于乙醇，微溶于水和甘油，是染细胞核的优良材料，它能把细胞中不同的结构分化出各种不同的颜色。分化时组织所染的颜色因处理的情况而异，用酸性溶液（如盐酸-乙醇）分化后呈红色，水洗后仍恢复青蓝色，用碱性溶液（如氨水）分化后呈蓝色，水洗后呈蓝黑色。

（2）洋红：洋红又叫胭脂红或卡红。一种热带产的雌性胭脂虫干燥后，磨成粉末，提取出虫红，再用明矾处理，除去其中杂质，就制成洋红。单纯的洋红不能染色，要经酸性或碱性溶液溶解后才能染色。常用的酸性溶液有冰醋酸或苦味酸，碱性溶液有氨水、硼砂等。

洋红是细胞核的优良染料，染色的标本不易褪色。洋红用作切片或组织块染都适宜，尤其适宜于小型材料的整体染色。用洋红配成的溶液染色后能保持几年。洋红溶液出现浑浊时要过滤后再用。

2. 人工染料　人工染料即苯胺染料或煤焦油染料，种类很多，应用极广。它的缺点是经日光照射容易褪色，苯胺蓝、亮绿、甲基绿等更易褪色。在制片中注意掌握酸碱度，并避免日光直射。

（1）酸性品红：酸性品红是酸性染料，呈红色粉末状，能溶于水，略溶于乙醇（0.3%）。它是良好的细胞质染色剂，广泛用于结缔组织、细菌鞭毛、植物薄壁细胞和纤维素壁的染色，与甲基绿同染，能显示线粒体。

（2）刚果红：刚果红是酸性染料，呈枣红色粉末状，能溶于水和乙醇，遇酸呈蓝色。它能作染料，也用作指示剂。它在植物制片中常作为苏木精或其他细胞染料的衬染剂。它用来染细胞质时，能把胶质或纤维素染成红色。在动物组织制片中用来染神经轴、弹性纤维、胚胎材料等。刚果红可以跟苏木精作二重染色，也可用作类淀粉染色，由于它能溶于水和乙醇，所以洗涤和脱水处理要迅速。

（3）甲基蓝：甲基蓝是弱酸性染料，能溶于水和乙醇。甲基蓝在动植物的制片技术方面应用极广。它跟伊红合用能染神经细胞，也是细菌制片中不可缺少的染料。它的水溶液是原生动物的活体染色剂。甲基蓝极易氧化，因此用它染色后不能长久保存。

（4）固绿：固绿是酸性染料，能溶于水（溶解度为4%）和乙醇（溶解度为9%）。固绿是一种染含有浆质的纤维素细胞组织的染色剂，在染细胞和植物组织上应用极广。它和苏木精、番红并列为植物组织学上三种最常用的染料。

（5）苏丹Ⅲ：苏丹Ⅲ是弱酸性染料，呈红色粉末状，易溶于脂肪和乙醇（溶解度为0.15%）。苏丹Ⅲ是脂肪染色剂。

（6）伊红：这类染料种类很多。常用的伊红Y，是酸性染料，呈红色带蓝的小结晶或棕色粉末状，溶于水（15℃时溶解度达44%）和乙醇（溶于无水乙醇的溶解度为2%）。伊红在动物制片中广泛应用，是很好的细胞质染料，常用作苏木精的衬染剂。

（7）碱性品（复）红：碱性品红是碱性染料，呈暗红色粉末或结晶状，能溶于水（溶解度1%）和乙醇（溶解度8%）。碱性品红在生物学制片中用途很广，可用来染色胶原纤维、弹性纤维、嗜复红性颗粒和中枢神经组织的核质。在生物学制片中用来染维管束植物的木质化壁，又作为原球藻、轮藻的整体染色。在细菌学制片中，常用来鉴别结核杆菌。在尔根氏反应中用作组织化学试剂，以核查脱氧核糖核酸。

（8）结晶紫：结晶紫是碱性染料，能溶于水（溶解度9%）和乙醇（溶解度8.75%）。结晶紫在细胞学、组织学和细菌学等方面应用极广，是一种优良的染色剂。它是细胞核染色常用的，用来显示染色体的中心体，并可染淀粉、纤维蛋白、神经胶质等。凡是用番红和苏木精或其他染料染细胞核不能成功时，用它能得到良好的结果。用番红和结晶紫作染色体的二重染色，染色体染成红色，纺锤丝染成紫色，所以也是一种显示细胞分裂的优良染色剂。用结晶紫染纤毛，效果也很好。用结晶紫染色的切片，缺点是不易长久保存。

（9）龙胆紫：龙胆紫是混合的碱性染料，主要是结晶紫和甲基紫的混合物。在必要时，龙胆紫能跟结晶紫互相替用。医药上用的紫药水，主要成分是甲基紫，需要时能代替龙胆紫和结晶紫。

（10）中性红：中性红是弱碱性染料，呈红色粉末状，能溶于水（溶解度4%）和乙醇（溶解度1.8%）。它在碱性溶液中呈现黄色，在强碱性溶液中呈蓝色，而在弱酸性溶液中呈红色，所以能用作指示剂。中性红无毒，常做活体染色的染料，用来染原生动物和显示动植物组织中活细胞的内含物等。陈久的中性红水溶液，用作显示尼尔体的常用染料。

（11）番红：番红是碱性染料，能溶于水和乙醇。番红是细胞学和动植物组织学常用的染料，能染细胞核、染色体和植物蛋白质，示维管束植物木质化、木栓化和角质化的组织，还能染孢子囊。

（12）亚甲蓝或美蓝：亚甲蓝或美蓝是碱性染料，呈蓝色粉末状，能溶于水（溶解度9.5％）和乙醇（溶解度6％）。亚甲蓝是动物学和细胞学染色中十分重要的细胞核染料，其优点是染色不会过深。

（13）甲基绿：甲基绿是碱性染料。它是绿色粉末状，能溶于水（溶解度8％）和乙醇（溶解度3％）。甲基绿是最有价值的细胞核染色剂，细胞学上常用来染染色质，与酸性品红一起可作植物木质部的染色剂。

（二）常用染色剂配方

1. 伊红溶液

成分	用量
伊红	1g
蒸馏水或70％乙醇	至100mL

2. 甲基蓝溶液

成分	用量
甲基蓝	1g
70％乙醇	29mL
蒸馏水	70mL

3. 苦味酸溶液

成分	用量
苦味酸	1g
蒸馏水或70％乙醇	至100mL

4. 酸性复红（品红）溶液

成分	用量
酸性复红（品红）	1g
蒸馏水	至100mL

5. Schiff 试剂

成分	用量
碱性品红	1g
1mol/L HCl	20mL
偏重亚硫酸钾（$K_2S_2O_5$）或偏重亚硫酸钠（NaS_2O_5）	1g
中性活性炭	0.5g
蒸馏水	200mL

称取碱性品红于250mL的烧杯中，加入200mL刚煮沸的蒸馏水，充分搅拌溶解，待溶液冷却到50℃时，过滤到磨口棕色瓶中，加入1mol/LHCl 20mL。冷却到25℃时加入1g

$K_2S_2O_5$，充分振荡后盖紧瓶塞。次日取出，呈淡黄色或近于无色，加中性活性炭 0.5g，剧烈振荡 1min，过滤后即得无色品红。保存时需盖紧瓶塞，外包黑纸，储存于 4℃冰箱中（可保存数月或更长时间），如果液体变红则不宜再使用。

6. Giemsa 染液

成分	用量
Giemsa 粉	1g
甘油	66mL
甲醇	66mL

先将 Giemsa 粉剂置于研钵中加少量甘油，充分研磨，呈无颗粒的糊状，再将全部甘油加入，放入 56℃温箱中 2h，边研磨边加入甲醇，保存于棕色瓶中，2 周后过滤备用。

常规染色时，取 Giemsa 原液 1mL 加 9mL 磷酸缓冲液配成 pH 6.8 或 pH 7.4 的工作液，染色 20~30min。

7. 龙胆紫溶液

成分	用量
冰醋酸	30mL
龙胆紫	0.75g
蒸馏水	70mL

把冰醋酸加热至 40℃，放入龙胆紫，溶解后加入蒸馏水，过滤后备用。

8. 硼砂洋红溶液

成分	用量
硼砂	4g
蒸馏水	96mL
洋红	3g
70%乙醇	100mL

将硼砂溶解在蒸馏水中，加入洋红加热至溶解后煮沸 30min，然后用 70%乙醇冲淡，放置 24h 后过滤。

9. 0.2%考马斯亮蓝 R250 染液

成分	用量
考马斯亮蓝 R250	0.2g
甲醇	46.5mL
冰醋酸	7.0mL
蒸馏水	46.5mL

10. 1%詹纳斯绿 B 溶液

成分	用量
詹纳斯绿 B	1g
Ringer 溶液	100mL

稍加热使之很快溶解，用滤纸过滤后装入棕色试剂瓶中保存，否则易氧化沉淀。该染色剂是线粒体的专一性染色剂。

11. 1%中性红溶液

成分	用量
中性红	1g
蒸馏水或 Ringer 溶液	1000mL

中性红溶于溶剂中后稍加热（30~40℃）使之很快溶解，用滤纸过滤，保存在棕色瓶里，放在黑暗处避光，否则极易氧化，产生沉淀，失去染色能力。

12. 0.5%甲苯胺蓝

成分	用量
甲苯胺蓝	0.5g
蒸馏水	100mL

13. 2%台盼蓝染液

成分	用量
台盼蓝	2g
ddH_2O	100mL

将台盼蓝置于研钵内，加几滴 ddH_2O 研细后溶入 ddH_2O 中。（活细胞染色后呈圆形白色透明，死亡细胞呈深蓝色）。

14. 1%甲基绿溶液

成分	用量
甲基绿	1g
蒸馏水	99mL
冰醋酸	1mL

甲基绿溶解在蒸馏水中后再加入冰醋酸。

15. 苏丹Ⅲ溶液

成分	用量
苏丹Ⅲ	0.1g
95％乙酸	10mL
甘油	10mL

取苏丹Ⅲ溶解在95％乙醇中，过滤后加入甘油。

16. K-KI溶液

成分	用量
碘	1g
碘化钾	2g
蒸馏水	300mL

将碘化钾溶解在 5mL 蒸馏水中加热至完全溶解，然后加入碘，完全溶解后定容，转入棕色磨口瓶中，置暗处保存。使用时稀释 2～10 倍。

17. 瑞氏 (Wright's) 染液

成分	用量
瑞氏染料	0.1g
甲醇	60mL

瑞氏染料（碱性亚甲蓝和酸性伊红钠盐混合而成的染色粉）放入研钵中研细，从 60mL 甲醇中取少许加入研钵中反复研磨，最后加入全部甲醇混匀，装入棕色瓶，塞紧瓶盖保存 7 天后即可使用。保存时间越久染色效果越佳，新配制染液偏碱性，放置后可呈酸性。甲醇氧化可产生甲酸，如果久存染液的染色效果变差，首先应考虑是由甲酸所致。染液中切忌混入水滴，因为产生沉淀会影响染色效果。

18. 银染液

（1）固定液

成分	用量
无水乙醇	50mL
冰乙酸	2.5mL

用双蒸水定容至 500mL。

（2）染色液

成分	用量
硝酸银	1g

用双蒸水定容至 500mL，置棕色瓶内避光保存。

（3）显色液

成分	用量
氢氧化钠	7.5g
甲醛(37%)	5.5mL

用双蒸水定容至 500mL。

注意：应先将氢氧化钠完全溶于约 300mL 水中，再加入甲醛后定容使用。

二、常用缓冲液的配制

缓冲溶液指的是由弱酸及由这种弱酸组成的盐（或弱碱及由这种弱碱组成的盐）组成的混合溶液，能在一定程度上抵消或减轻外加强酸或强碱对溶液酸碱度的影响，从而保持溶液的 pH 值相对稳定。

1. 磷酸缓冲液的配制 Na_2HPO_4 142g、NaH_2PO_4 120g 分别溶于 1L 双蒸水中，即为

1mol/L 储存液。高压蒸汽灭菌 20min，置 4℃ 保存。

pH	1mol/L Na_2HPO_4/mL	1mol/L Na_2HPO_4/mL
5.8	7.9	92.1
6.0	12.0	88.0
6.2	17.8	82.2
6.4	22.5	74.5
6.6	35.2	64.8
6.8	46.3	53.7
7.0	57.7	42.3
7.2	68.4	31.6
7.4	77.4	22.6
7.6	84.5	15.5
7.8	89.6	10.4
8.0	93.2	6.8

用双蒸水将混合的两种 1mol/L 储存液稀释至 1000mL，即为所需 pH 值的磷酸缓冲液。

2. 1mol/L Tris-HCl 缓冲液的配制　在 800mL 水中溶解 121.1g Tris，加入浓 HCl 调节 pH 至所需值。应使溶液冷却至室温后方可最后调定 pH 值，加水定容至 1L，高压蒸汽灭菌 20min。

pH	HCl
7.4	70mL
7.6	60mL
8.0	42mL

3. Ringer 溶液

成分	用量
NaCl	8.5g(变温动物用 6.5g)
KCl	0.42g
$CaCl_2$	0.25g
蒸馏水	1000mL

4. PBS

成分	用量
PBS 储存液(10×):NaCl	8.50g
KCl	0.20g
$Na_2HPO_4 \cdot H_2O$	1.56g
KH_2PO_4	0.24g
三蒸水	100mL

PBS 工作液：PBS 储存液 50mL、三蒸水 450mL，高压灭菌，4℃保存。

三、常用培养基的配制

培养基是指供给微生物、植物或动物（或组织）生长繁殖的，由不同营养物质组合配制而成的营养基质。一般都含有碳水化合物、含氮物质、无机盐（包括微量元素）、维生素和水等几大类物质。培养基既是提供细胞营养和促使细胞增殖的基础物质，也是细胞生长和繁殖的生存环境，种类很多。培养基配成后一般需测试并调节 pH，还须进行灭菌，通常有高温灭菌和过滤灭菌。培养基由于富含营养物质，易被污染或变质。配好后不宜久置，最好现配现用。

1. LB 培养基　将下列组分溶解在 0.9L 双蒸水中：

成分	用量
蛋白胨	10g
酵母提取物	5g
氯化钠	10g

如果需要，用 1mol/L NaOH（约 1mL）调整 pH 至 7.0，再补足双蒸水至 1L。

注：琼脂平板需添加琼脂粉 12g/L，上层琼脂平板需添加琼脂粉 7g/L。

2. SOB 培养基　将下列组分溶解在 0.9L 双蒸水中：

成分	用量
蛋白胨	20g
酵母提取物	5g
氯化钠	0.5g
1mol/L 氯化钾	2.5mL

用双蒸水补足体积到 1L，分成 100mL 的小份，高压灭菌。培养基冷却到室温后，再往每 100mL 的小份中加 1mL 灭过菌的 1mol/L 氯化镁。

3. SOC 培养基　成分、方法同 SOB 培养基的配制，只是在培养基冷却到室温后，除了在每 100mL 的小份中加 1mL 灭过菌的 1mol/L 氯化镁外，再加 2mL 灭菌的 1mol/L 葡萄糖（18g 葡萄糖溶于足够水中，再用水补足到 100mL，用 0.22μm 的滤膜过滤除菌）。

4. TB 培养基　将下列组分溶解在 0.9L 水中：

成分	用量
蛋白胨	12g
酵母提取物	24g
甘油	4mL

各组分溶解后高压灭菌。冷却到 60℃，再加 100mL 灭菌的 170mmol/L KH_2PO_4、

0.72mol/L K_2HPO_4 的溶液（2.31g 的 KH_2PO_4 和 12.54g K_2HPO_4 溶在足量的水中，使最终体积为100mL。高压灭菌或用 $0.22\mu m$ 的滤膜过滤除菌）。

5. **2X YT 培养基**　将下列组分溶解在 0.9L 双蒸水中：

成分	用量
蛋白胨	16g
酵母提取物	10g
氯化钠	4mL

如果需要用 1mol/L NaOH（约 1mL）调整 pH 至 7.0，再补足双蒸水至 1L。

注：琼脂平板需添加琼脂粉 12g/L，上层琼脂平板需添加琼脂粉 7g/L。

6. **YPD 培养基**　将下列组分溶解在 0.9L 双蒸水中：

成分	用量
蛋白胨	20g
酵母提取物	10g
葡萄糖	20mL

用双蒸水补足体积为 1L 后，高压灭菌。为了配制平板，需要在高压灭菌前加入 20g 琼脂粉。

四、贮存液的配制

1. **30% 丙烯酰胺（29：1）**

成分	用量
丙烯酰胺	29g
亚甲基双丙烯酰胺	1g

加水 60mL，加热至 37℃溶解，补水至 100mL，过滤除菌，置棕色瓶保存于室温。

2. **40% 丙烯酰胺（19：1）**

成分	用量
丙烯酰胺	38g
亚甲基双丙烯酰胺	2g

加水 60mL，加热至 37℃溶解，补水至 100mL，过滤除菌，置棕色瓶保存于室温。

3. **溴化乙锭**　在 100mL 双蒸水中加入 1g 溴化乙锭，磁力搅拌数小时以确保其完全溶解，然后置棕色瓶中保存。[溴化乙锭（EB）是一种强诱变剂，可致癌，必须小心操作]。

4. **20X SSC（pH 7.0）**

成分	用量
NaCl	175.3g
柠檬酸钠	88.2g

溶于 800mL 双蒸水中，调 pH 值至 7.0，加水定容至 1L，分装后高压蒸汽灭菌。

五、封片剂和粘贴剂

封片是将组织切片封固保存于载玻片与盖玻片之间，使之不与空气发生接触，防止其氧化、褪色，利于镜检观察及保存。

1. 封片剂

（1）甘油封片剂

成分	用量
明胶	5g
10%甘油	35mL
石炭酸	0.5～1g
蒸馏水	30mL

（2）树脂类封片剂：加拿大树胶 2～3 滴，香柏油，液体石蜡。

2. 粘贴剂

（1）蛋白粘贴剂

成分	用量
新鲜鸡蛋清	25mL
甘油	25mL
石炭酸	0.5g

搅动打成泡沫，静置后撤去表面一层泡沫物，石炭酸起防腐作用。

（2）明胶粘贴剂

成分	用量
明胶粉末	1g
蒸馏水(37～40℃)	100mL
石炭酸	2g
甘油	15mL

100mL 蒸馏水中，加明胶 1g，加热融化后再加入 2g 石炭酸和 15mL 甘油，搅拌均匀，趁热过滤到玻璃瓶中低温保存。

（3）甲醛-明胶粘贴剂

成分	用量
甲醛(37%～40%)	2.5mL
明胶	0.5g
蒸馏水	100mL

先用少许蒸馏水加热溶解明胶，再加甲醛，最后补充蒸馏水至100mL。

（4）多聚赖氨酸粘贴剂：多聚甲醛溶于蒸馏水中，浓度为0.5mg/mL。

六、其他常用试剂的配制

1. 秋水仙素（100µg/mL）

成分	用量
秋水仙素	10mg
0.85%生理盐水	100mL

高压灭菌（112℃，10min），4℃保存备用。

2. 0.075mol/L 氯化钾低渗液

成分	用量
氯化钾	0.559g
蒸馏水	100mL

3. Hank's液

药品	Hank's液	D-Hank's液
NaCl	8.00g	8.00g
KCl	0.40g	0.40g
$CaCl_2$	0.14g	—
$MgSO_4 \cdot 7H_2O$	0.20g	—
$Na_2HPO_4 \cdot H_2O$	0.06g	0.06g
KH_2PO_4	0.06g	0.06g
$NaHCO_3$	0.35g	0.35g
葡萄糖	1.00g	—
酚红	0.02g	0.02g

（1）将 $CaCl_2$ 先溶解在100mL重蒸水中。

（2）其他试剂依次溶解在另750mL重蒸水中，溶解时要待前一种试剂完全溶解后，再加入下一种试剂。

（3）用几滴 5.6% $NaHCO_3$ 溶液单独溶解酚红。

（4）将（1）液缓慢倒入（2）液中，一边倒一边不时搅动，防止出现沉淀。

（5）将（3）液加入（4）液中。

（6）将（5）液移入1000mL的容量瓶中，补足重蒸水至1000mL并混匀。

（7）分装于磨口瓶中，高压灭菌（10min/10磅），4℃冰箱保存备用。Hank's液可用一个月。如出现混浊、沉淀，应重新配制。

4. 0.25%胰蛋白酶液（Hank's液配制，pH 7.2～7.6）

成分	用量
胰蛋白酶	0.25g
D-Hank's工作液	100mL

先用少量 D-Hank's 液把胰蛋白酶粉调成糊状，再补足 D-Hank's 液，溶解后加 NaH-CO₃，调 pH 至 7.2～7.6，过滤灭菌，分装小瓶置－20℃冰箱中冻存。

5. 枸橼酸钠溶液（ACD）

成分	用量
柠檬酸	0.48g
柠檬酸钠	1.32g
葡萄糖	1.47g

加双蒸水定容至 100mL，高压蒸汽灭菌。使用时，每 6mL 新鲜血液中加入 1mL ACD。

6. 细胞裂解液

成分	用量
蔗糖	110g
Tris-HCl(pH 7.6)	10mL

加双蒸水至 990mL，高压蒸汽灭菌。冷却后加 Titon X-100 10mL，剧烈振荡，使之溶解。置 4℃保存。

7. 10% SDS
取 SDS 10g，加 70mL 双蒸水于 60℃溶解，加水定容至 100mL。

注意：SDS 粉末容易扩散，称量时要戴口罩。

8. Tris-HCl 饱和酚（pH 8.0）
将苯酚置于 65℃水浴溶解后，再 160℃加热蒸馏。冷却至 65℃后，加等体积 0.5mol/L Tris-HCl(pH8.0)。混匀，静置分层后，除去上层水相。再加入等体积 0.1mol/L Tris-HCl(pH8.0)，重复上述平衡过程，直至酚相的 pH 值大于 7.8，加 8-羟基喹啉至终浓度 0.1%，置 4℃保存。

9. 乙酸钠（3mol/L）
在 80mL 水中溶解 40.81g 乙酸钠，用冰乙酸调节 pH 值至 5.2，或用稀乙酸调节 pH 值至 7.0，加水定容至 100mL，高压蒸汽灭菌。

10. RNA 酶（无 DNA 酶）
将 RNA 酶溶于 10mmol/L Tris-HCl(pH7.5)、15mmol/L NaCl 中，使其终浓度为 10mg/mL，100℃加热 15min，缓慢冷却至室温后，分装成小份保存于－20℃。

（李　丰）